AF476340

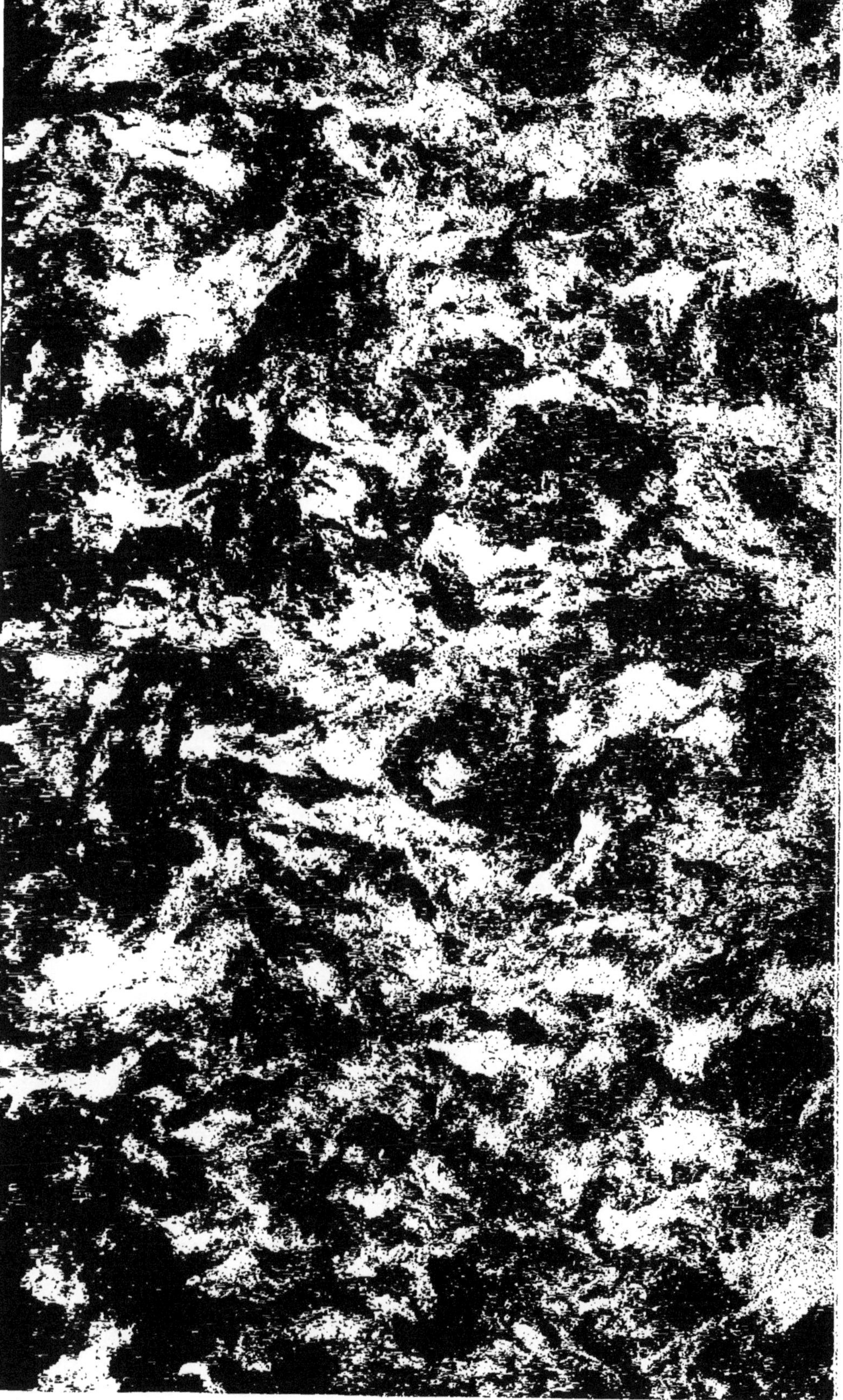

CAMPO 1.-73

LEÇONS
DE MÉDECINE
PHYSIOLOGIQUE

PAR

LE D[r] TONY MOILIN
ANCIEN INTERNE DES HOPITAUX DE PARIS.

Prix : 3,[f] 50

PARIS
ADRIEN DELAHAYE, LIBRAIRE-ÉDITEUR
PLACE DE L'ÉCOLE-DE-MÉDECINE

1866

LEÇONS

DE

MÉDECINE PHYSIOLOGIQUE

Paris. — A. Parent, imprimeur de la Faculté de Médecine, rue Monsieur-le-Prince, 31

LEÇONS

DE MÉDECINE

PHYSIOLOGIQUE

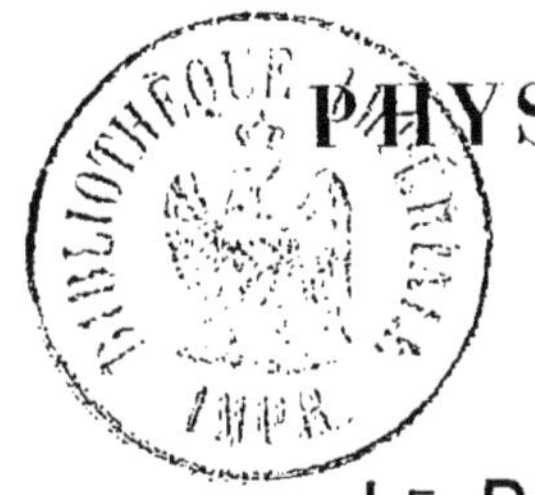

PAR

LE Dr TONY MOILIN

ANCIEN INTERNE DES HOPITAUX DE PARIS

PARIS
ADRIEN DELAHAYE, LIBRAIRE-EDITEUR
PLACE DE L'ÉCOLE-DE-MÉDECINE

1866

AVANT-PROPOS.

Au commencement de ce siècle, Broussais essaya de fonder la médecine physiologique, mais sa tentative fut prématurée et son système, après avoir brillé un instant, tomba de son vivant même. C'est que la physiologie d'il y a cinquante ans n'était pas encore assez avancée pour fournir à la médecine une base certaine. Aussi le véritable œuvre de Broussais, celui qui lui a survécu, ne fut pas de créer la médecine physiologique, ce fut de lui préparer la voie, en déblayant le terrain et en faisant table rase de toutes les vieilles doctrines médicales. Cette tâche, il l'a admirablement accomplie, et il est impossible de rien ajouter à l'impuissance et au discrédit où il a réduit les fauteurs de l'ancienne médecine.

Je me suis proposé, dans ce livre, de compléter l'œuvre de Broussais et de relever la médecine physiologique, en la mettant au niveau des progrès accomplis par la science. En effet, la physiologie n'est plus aujourd'hui ce qu'elle était au temps de Broussais. Grâce aux travaux de mes deux illustres maîtres Magendie et Cl. Bernard, elle est devenue une science positive où le médecin peut puiser avec confiance les lumières dont il a besoin pour s'éclairer dans la pratique de son art. Je ne prétends pas cependant que la physiologie actuelle puisse résoudre tous les problèmes qu'agite la médecine. Bon nombre de ces problèmes restent et resteront longtemps encore inexplicables. Mais il en est d'autres, et ce ne sont pas les moins importants, qui, dès aujourd'hui, sont susceptibles d'une solution physiologique satisfaisante. Je me suis contenté de ce premier succès, laissant à l'avenir le soin d'élucider toutes les questions que j'ai dû laisser dans l'ombre.

Ces leçons sont le résumé d'un cours sur l'inflammation que je fis l'an passé. Si j'ai choisi ce sujet de l'inflammation, ce n'est pas que je pense avec Broussais que toute maladie soit de nature inflammatoire, mais c'est parce que l'inflammation est une affection relativement simple, qui se prête aisément aux explications de la physiologie.

Une autre raison encore a déterminé mon choix. C'est que l'inflammation est en quelque sorte la maladie type, celle qui a fait le fond de toutes les discussions médicales et a servi de pierre de touche à tous les systèmes. Qu'est-ce que l'inflammation? comment faut-il la traiter? voilà les deux questions que tout médecin doit d'abord se poser et qu'avant tout j'ai voulu résoudre.

Pour moi, l'inflammation n'est autre chose qu'une

paralysie des vaisseaux.— Il y a dans l'organisme trois sortes de vaisseaux possédant chacun des fonctions distinctes. Les *artérioles* accélèrent la circulation capillaire; — les *veinules* ralentissent cette même circulation; — enfin les *lymphatiques* activent la circulation interstitielle.

Quand ces divers vaisseaux viennent à être paralysés, on observe, pour chacun d'eux, des phénomènes morbides particuliers. La paralysie des artérioles produit la *congestion;* — la paralysie des veinules détermine l'*engorgement;* — enfin la paralysie des lymphatiques donne lieu à l'*œdème*.

Cela posé, l'inflammation est une paralysie simultanée de tous les vaisseaux. C'est un mélange en proportions variées de congestion, d'engorgement et d'œdème, et, suivant que l'un ou l'autre de ces éléments prédomine, elle revêt une forme nouvelle; elle est *congestive*, *engorgée* ou *œdémateuse*.

Les inflammations présentent une autre différence, tirée cette fois de la nature des paralysies qui les ont provoquées. Ces paralysies peuvent être musculaires ou nerveuses, autrement dit, elles peuvent être produites soit par la lésion des fibres musculaires des vaisseaux, soit par la lésion des nerfs vaso-moteurs. De là, deux sortes d'inflammations bien distinctes, que j'ai appelées *musculaires* et *nerveuses*, et dont j'ai soigneusement indiqué les principaux caractères.

Enfin, les inflammations diffèrent encore les unes des autres par la nature des exsudats qui les accompagnent. Ces exsudats sont formés au moins par cinq sortes de produits : l'albumine, la fibrine, les matériaux pyogéniques, les matières tuberculeuses, et enfin les principes goutteux. De là, cinq variétés d'inflammations : la *séreuse*, la *pseudo-membraneuse*, la *purulente*, la *tuberculeuse* et la *goutteuse*.

En résumé, l'inflammation présente trois *formes*, deux *natures* et cinq *variétés*. Ces dix éléments morbides se combinent entre eux de toutes les manières et c'est ce qui explique pourquoi l'inflammation, au fond toujours la même, présente cependant tant de diversité dans ses symptômes.

Comment traiter l'inflammation.

Un premier point, c'est de combattre ses causes en éloignant du malade tout ce qui peut paralyser les vaisseaux ou entretenir leur paralysie.

Cette indication remplie, il faut, à l'aide d'un traitement méthodique, amener la terminaison de l'inflammation. Or, cette terminaison peut s'effectuer de quatre manières différentes : par résolution, par cicatrisation, par délitescence et par le passage à l'état chronique.

Résolution. — Elle se produit lorsque les vaisseaux enflammés guérissent de leur paralysie, et reviennent à l'état normal. Comme l'inflammation n'est, en définitive, qu'une paralysie des vaisseaux, il est clair qu'elle doit disparaître aussitôt que les vaisseaux cessent d'être paralysés. Or, quand cela arrive, on dit qu'il y a eu résolution de l'inflammation.

Cicatrisation. — Dans cette terminaison de l'inflammation, les vaisseaux malades ne sont point guéris, loin de là, ils sont détruits et remplacés par un nouveau tissu, dit *cicatriciel.* Cette terminaison, par cicatrisation a pour ainsi dire quelque chose de traumatique, et rappelle le chirurgien amputant les membres qu'il ne peut conserver. La résolution, qui guérit sans rien détruire, est au contraire essentiellement médicale.

Délitescence. — Dans cette terminaison de l'inflammation, on ne guérit ni ne détruit les vaisseaux malades, on se borne à modifier les tissus enflammés, en ralentissant de diverses façons la circulation générale, et en diminuant ainsi l'afflux du sang dans les vaisseaux paralysés. Sans doute, c'est encore là une guérison, mais elle est toute palliative. En effet, comme on n'a pas touché aux vaisseaux, ils restent paralysés, et le mal se reproduit aussitôt que la circulation générale est rétablie et que le sang afflue de nouveau dans les capillaires paralysés.

Passage à l'état chronique. — C'est plutôt l'absence de terminaison de l'inflammation qu'une terminaison véritable. On l'observe lorsque les vaisseaux paralysés restent indéfiniment dans le même état sans se guérir ni se détruire, et que la circulation générale ne présente aucune des modifications amenant la délitescence.

Les quatre terminaisons de l'inflammation qu'on vient d'indiquer comprennent tous les cas, aussi bien ceux qui guérissent spontanément que ceux traités par le médecin. Toutes les médications employées contre l'inflammation produisent donc ou sa résolution, ou sa cicatrisation, ou sa délitescence, ou son passage à l'état chronique.

De toutes ces terminaisons, la résolution est sans contredit la plus désirable, car seule elle amène une guérison parfaite, en remettant les tissus malades dans leur état normal.

La cicatrisation est excellente dans bien des cas, mais, dans d'autres, elle laisse après elle des lésions organiques fâcheuses ou même mortelles.

La délitescence est rarement bonne. Outre qu'elle est simplement palliative, le ralentissement de la circulation qui l'accompagne est fort dangereux en lui-même, et peut devenir une cause de maladie ou de mort.

Enfin la terminaison par l'état chronique est parfois satisfaisante ; mais elle a toujours l'inconvénient grave de ne guérir qu'à moitié et de substituer seulement une maladie chronique à une affection aiguë.

Je le répète donc, la meilleure guérison de l'inflammation c'est celle que donne la résolution. Cependant, si l'on passe en revue les diverses médications employées actuellement dans le traitement de l'inflammation, on n'en trouve aucune qui remplisse l'indication si simple et pourtant si capitale de guérir l'inflammation, en rendant le mouvement aux vaisseaux paralysés. J'ai essayé de combler cette lacune de la thérapeutique en instituant une nouvelle médication, qui guérit la paralysie des vaisseaux et attaque l'inflammation dans son principe même.

Paris, 27 novembre 1865.

Dr TONY MOILIN.

LEÇONS

DE

MÉDECINE PHYSIOLOGIQUE

PREMIÈRE LEÇON

14 novembre 1864.

Circulations locales.

Messieurs,

Quelle que soit l'idée qu'on se fasse de l'inflammation, tout le monde admet qu'elle a son siége dans les petits vaisseaux et qu'elle est une modification de la circulation capillaire. Avant donc de commencer l'histoire de l'inflammation, il ne sera pas inutile d'entrer dans quelques considérations physiologiques sur la circulation capillaire.

Un premier point sur lequel je désire attirer votre attention, c'est le phénomène des circulations locales. Bien que le cœur soit l'organe central de la circulation et qu'il pousse le sang dans tous les vaisseaux, cependant ce liquide ne circule pas dans les divers capillaires avec la même rapidité. Ainsi, il arrive souvent qu'un organe est le siége d'un afflux sanguin exagéré, tandis qu'un organe voisin a une circulation ordinaire ou même ralentie. La rougeur de la honte, la pâleur de l'effroi sont des exemples bien connus de ce phénomène.

L'existence de ces circulations locales est aujourd'hui facilement explicable. Elle est due à la contractilité des petits vaisseaux. Les artérioles et les veinules ne sont pas des tubes inertes comme on l'a cru longtemps, mais elles possèdent de nombreuses fibres musculaires. Ce sont ces fibres musculaires qui, par leurs contractions, modifient le cours du sang et produisent tantôt une accélération, tantôt un ralentissement de la circulation capillaire. Chose importante sur laquelle je ne saurais, dès à présent, trop insister, les artérioles et les veinules ont des fonctions différentes, et leurs contractions produisent sur la circulation un effet tout opposé.

Physiologie des artérioles. — Les artérioles ralenissent le cours du sang dans les capillaires. Rien de plus facile à comprendre. Chaque artériole est recouverte par une tunique de fibres musculaires contractiles, formant autour du vaisseau des anneaux plus ou moins complets. En se contractant, ces fibres musculaires étreignent l'artériole, elles rétrécissent son calibre, elles éteignent sa lumière et gênent ainsi plus ou moins le passage du sang. Quand cette contraction est très-énergique, l'artère peut même être complétement oblitérée et sa circulation interrompue. Tout cela est confirmé par l'expérience. Si, en effet, sur un animal, on excite le nerf d'une artère, on voit aussitôt tous les organes tirant leur sang de cette artère présenter un ralentissement de leur circulation. Ils pâlissent, ils se refroidissent, ils perdent leur sensibilité, ils diminuent de volume; en un mot, ils présentent une véritable *anémie* locale parfaitement limitée à la distribution de l'artère excitée. Je n'insiste pas davantage sur les effets de la contraction artérielle, effets qui ont été signalés déjà bien souvent et que personne ne conteste plus.

Physiologie des veinules. — Les veinules sont les antagonistes des artérioles. En se contractant, elles accélèrent la circulation des capillaires, bien loin de la ralentir. Cette différence d'action tient à leur structure différente. Les fibres contractiles des veinules ne sont pas disposées comme celles des artérioles. Au lieu de former une couche unique, elles en font deux : l'une longitudinale, parallèle à l'axe des vaisseaux ; l'autre circulaire et perpendiculaire à ce même axe. C'est exactement la disposition offerte par les fibres contractiles du tube digestif et les canaux excréteurs. En se contractant, les deux tuniques musculaires des veinules ne rétrécissent pas ces vaisseaux, elles n'en effacent pas le calibre, mais elles produisent un mouvement péristaltique qui pousse le sang veineux vers le cœur. De même que les contractions péristaltiques de l'intestin favorisent la progression des matières alimentaires, de même que les contractions péristaltiques de l'uretère hâtent la marche de l'urine, de même les contractions péristaltiques des veinules accélèrent le cours du sang. La même structure anatomique suppose évidemment la même fonction, et l'on ne saurait admettre que des fibres musculaires, disposées exactement de même, produisent tantôt un mouvement péristaltique et tantôt un autre mouvement.

Mais le cours du sang ne saurait être accéléré dans les veinules sans l'être en même temps dans les capillaires situés au-dessus. En effet, il ne peut pas y avoir de vide dans l'intérieur des voies circulatoires. A mesure que les veines se dégorgent du côté du cœur, elles reçoivent du sang du côté des capillaires.

Cela posé, si les veinules, par suite de la contraction de leurs parois, se vident plus vite que de coutume, il faut que les capillaires leur fournissent plus de sang que d'ordinaire, autrement dit il faut que la circulation capillaire soit accélérée dans tous les tissus d'où proviennent les veinules excitées. Cela est de la dernière évidence et d'ailleurs confirmé par l'expérience. Si, sur un animal, on excite les nerfs qui animent les veinules d'un organe, on produit immédiatement une accélération très-manifeste de la circulation capillaire de cet organe. Les tissus correspondant aux veinules excitées deviennent plus rouges, plus chauds, plus sensibles, plus turgides, et laissent suinter des exsudations plus abondantes. Il se produit une *hyperémie* locale, qui est la contre-partie exacte de l'*anémie* locale consécutive à la contraction des artérioles. On a donc eu raison de dire que les veinules et les artérioles étaient des vaisseaux antagonistes et produisaient sur la circulation capillaire des effets opposés. Le raisonnement l'indique, l'expérience le confirme, et cette double preuve *à priori* et *à posteriori* doit satisfaire les esprits les plus exigeants.

Circulation interstitielle. — Le sang qui traverse les capillaires s'y débarrasse de sa partie la plus liquide, de son plasma. Ce plasma pénètre dans la trame même des tissus; il y est employé à la nutrition des éléments histologiques, puis il est repris par les radicules des lymphatiques, se mélange à la lymphe, circule dans les vaisseaux lymphatiques et vient finalement se jeter dans le sang des veines sous-clavières. Il y a donc dans le corps deux circulations : l'une est la circulation ordinaire; elle est produite par le déplacement des globules du sang qui tournent, sans jamais en sortir, dans le cercle fermé des vaisseaux sanguins; l'autre est la *circulation interstitielle;* elle est constituée par le mouvement du plasma, qui sort des capillaires, traverse la trame des tissus, entre dans les vaisseaux lymphatiques, et revient dans le sang en passant par le canal thoracique ou par la grande veine lymphatique. Cette seconde circulation, à laquelle personne ne fait attention, est cependant la plus importante, et sans elle la circulation sanguine serait inutile. En effet, pour que la vie s'entretienne, il ne suffit pas qu'il y ait un liquide nutritif dans l'intérieur des vaisseaux sanguins; il faut, de plus, que ce liquide réparateur soit mis en contact immédiat avec les tissus, et leur fournisse les principes dont ils ont besoin. Or, c'est la circulation interstitielle qui est chargée de ce soin.

Physiologie des lymphatiques. — Les vaisseaux lymphatiques ont la structure des veines. Leurs fibres musculaires forment deux couches, l'une longitudinale, l'autre transversale, et se trouvent disposées de manière à produire un mouvement péristaltique. La contraction des vaisseaux lymphatiques a donc pour résultat d'accélérer le cours de la lymphe dans les réseaux lymphatiques et partant de rendre la circulation interstitielle plus abondante et plus rapide. On n'a pas pu, il est vrai, vérifier ce résultat par l'expérience directe, parce que la physiologie du système lymphatique est encore peu avancée. Mais la structure musculaire des lymphatiques, les nombreuses valvules dont ils sont hérissés, ne laissent aucun doute sur leurs fonctions et sur le rôle important qu'ils remplissent dans la production de la circulation interstitielle.

En résumé, il y a dans les tissus trois sortes de vaisseaux ayant chacun un usage distinct : les artérioles, les veinules et les lymphatiques. Les artérioles ralentissent la circulation capillaire; les veinules activent cette même circulation; enfin les lymphatiques accélèrent la circulation interstitielle. Tels sont les effets physiologiques de la contraction de ces trois sortes de vaisseaux. Dans la prochaine leçon, je vous dirai quels sont les phénomènes morbides produits par leur paralysie.

DEUXIÈME LEÇON

18 novembre 1864.

Paralysies vasculaires.

Messieurs,

Dans la précédente leçon, je vous ai dit qu'il y avait dans les tissus trois sortes de vaisseaux ayant chacun des fonctions distinctes, les artérioles ralentissant la circulation capillaire, les veinules activant cette même circulation, et enfin les lymphatiques accélérant le cours des humeurs interstitielles dans la trame des tissus. Dans cette séance, je vais examiner quels sont les phénomènes morbides produits par la paralysie de ces trois sortes de vaisseaux.

1° *Paralysie des artérioles.* — La paralysie des artérioles produit des effets opposés à leur excitation; elle accélère la circulation capillaire. On le comprend sans peine. Les artères paralysées, n'ayant plus leurs parois contractées, se laissent dilater par la pression sanguine. Elles offrent ainsi à la circulation des voies plus larges où le sang se précipite en plus grande quantité que de coutume. Ce fait est du reste confirmé par l'expérience. Si l'on coupe sur un animal le nerf d'une artère, on observe immédiatement une accélération de la circulation capillaire dans tous les tissus recevant leur sang de l'artère paralysée. Ces tissus sont plus rouges, plus chauds, plus sensibles, plus turgides qu'à l'état normal, ce qui provient évidemment de ce qu'ils sont traversés par une plus grande masse de sang qu'auparavant.

Cette accélération de la circulation capillaire consécutive à la paralysie des artérioles est la *congestion*. C'est un phénomène essentiellement morbide et qui est toujours lié à la perte d'une des propriétés vitales des artères, leur contractilité. Par sa nature, la congestion diffère radicalement de l'hyperémie, qui est due à la contraction des veinules, et indique un accroissement des propriétés vitales de ces vaisseaux. La congestion est une paralysie, c'est une maladie; l'hyperémie est une excitation, c'est un acte physiologique. Ces deux états sont donc tout l'opposé l'un de l'autre. Cependant le plus souvent on les confond, et aujourd'hui il est peu de médecins qui ne considèrent les mots congestion et hyperémie comme parfaitement synonymes. Cette confusion, je l'avoue, est facile à faire, parce que, dans ces deux états, pourtant si différents, les tissus présentent la même accélération de leur circulation capillaire et offrent la même rougeur, la même élévation de température, le même accroissement de sensibilité, la même turgescence, et enfin la même augmentation des humeurs exsudées. Cependant il est de la plus haute importance de distinguer les deux états, et on y parviendra le plus souvent à l'aide des considérations suivantes.

L'hyperémie et la congestion ne sont pas produites par les mêmes causes. La première est la conséquence de phénomènes normaux et d'excitations physiologiques; c'est un acte de la santé. La seconde, au contraire, est extra-physiologique; elle est provoquée par des agents irritants qui attaquent les propriétés vitales des tissus et sont à ce titre de véritables poisons. Cependant, quand on a sous les yeux une accélération de la circulation capillaire, il n'est pas toujours possible d'en connaître la cause. Aussi serait-il bien souvent difficile de distinguer la congestion de l'hyperémie si l'on n'avait point d'autres caractères plus pratiques empruntés à la durée, à la marche et à la gravité différentes de ces deux états.

L'hyperémie a toujours une durée assez courte qui ne dépasse pas quelques heures. En effet, comme elle est produite par la contraction exagérée des veinules, il est clair qu'elle ne saurait se prolonger indéfiniment. Au bout d'un certain temps d'activité, les fibres musculaires des veinules sont fatiguées, il faut qu'elles se reposent et réparent leurs forces perdues, et naturellement ce repos fait disparaître l'hyperémie. Dans la congestion, rien de semblable. Là, les vaisseaux sont paralysés, inertes; ne dépensant absolument rien, ils n'ont rien à réparer et peuvent persister indéfiniment dans leur état de paralysie. Aussi voit-on souvent les congestions se prolonger pendant des mois et des années, et, ce qu'il faut admirer, ce n'est pas qu'elles durent parfois si longtemps, mais c'est qu'elles ne persistent pas toujours indéfiniment.

Ainsi donc, un premier caractère qui distingue l'hyperémie de la congestion, c'est que la première dure toujours très-peu de temps, tandis que la seconde a une durée beaucoup plus prolongée.

Autre caractère : l'hyperémie, étant produite par la contraction des veinules, varie d'un instant à l'autre dans son intensité avec cette contraction elle-même. Comme tous les phénomènes vitaux, elle présente des exagérations et des dépressions subites, des caprices, si l'on ose s'exprimer ainsi. Au contraire, la congestion n'offre aucune variation dans ses symptômes. Les vaisseaux sont paralysés, inertes; tant que dure cette paralysie, le sang les traverse avec la même vitesse sans que rien vienne accélérer son cours ou le modérer. Voilà donc un nouveau caractère distinctif de l'hyperémie et de la congestion, à savoir que la première offre des variations et des inégalités dans sa marche, tandis que la seconde n'en présente point.

Enfin le dernier caractère séparant l'hyperémie de la congestion, est tiré de leur nocuité bien différente. Et c'est même là, on peut le dire, ce qui distingue profondément ces deux états si semblables cependant sous bien des rapports. Dans les deux cas, l'exagération de la circulation capillaire est exactement la même; mais, dans l'hyperémie, elle ne se prolonge pas assez longtemps pour altérer les tissus et troubler la nutrition, tandis que, dans la congestion, elle a tout le loisir nécessaire pour attaquer les organes et y produire des désordres graves. Oui, dans l'hyperémie et dans la congestion, l'accélération du cours du sang est identique, et si elle produit dans chaque cas des effets si différents, c'est que sa durée a été différente. Elle est comme l'eau chaude qui brûle la main qu'on y laisse tremper quelque temps, et échauffe à peine la main qu'on en retire de suite. Ce dernier caractère distinctif de l'hyperémie et de la congestion, est sans contredit le plus important de tous; car c'est celui qui donne à ces deux états leur véritable signification, et fait du premier un acte essentiellement physiologique, et du second un acte essentiellement morbide.

2° *Paralysie des veinules.* — Elle produit des phénomènes contraires de ceux obtenus par l'excitation des veines; elle ralentit la circulation veineuse; elle détermine une accumulation et une stagnation du sang dans les capillaires, en un mot elle produit l'*engorgement*. L'engorgement diffère complétement de la congestion. Dans celle-ci non-seulement les organes malades contiennent plus de sang que de coutume, mais ce sang est animé d'une plus grande rapidité. Il circule en même temps en plus grande abondance et avec plus de vitesse. Dans l'engorgement, au contraire, les tissus affectés contiennent, il est vrai, beaucoup de sang, mais ce sang stagne, il ne circule que lentement ou même est complétement arrêté. La congestion, c'est un fleuve rapide et puissant; l'engorgement, c'est un marécage où l'eau abonde maïs n'a pas d'écoulement.

L'engorgement diffère encore davantage de l'anémie locale produite par l'excitation des artérioles. Dans cette anémie la circulation est ralentie, il est vrai, mais c'est parce que les tissus ne reçoivent plus de sang en quantité suffisante. Dans l'engorgement, les organes reçoivent du sang en abondance, mais ils ne peuvent s'en débarrasser assez vite et ils le laissent stagner dans les capillaires. Si l'on compare la congestion à une rivière et l'engorgement à un marais, l'anémie, elle, ressemblera à une terre desséchée, maigrement arrosée par des ruisseaux à moitié taris.

L'engorgement, suivant qu'il est plus ou moins prononcé, s'accompagne de phénomènes morbides différents. Sous ce rapport, il se divise très-nettement en trois périodes distinctes ou degrés.

Premier degré, c'est l'*engorgement* proprement dit. Dans cet état la circulation capillaire est ralentie, il est vrai, mais non arrêtée. Les tissus, gorgés de sang veineux, présentent une teinte rouge foncée, lie de vin, et offrent un léger empâtement dû à un commencement d'œdème; enfin leur température s'abaisse et ils sont notablement moins sensibles qu'à l'état normal.

Dans le deuxième degré de l'engorgement, la circulation capillaire n'est plus seulement ralentie, elle est complétement arrêtée. Il y a *stase*, et le sang, restant immobile dans les vaisseaux, ne tarde pas à se noircir et à se coaguler. Par suite de cette stagnation du sang, les tissus se refroidissent, ils perdent leur sensibilité et enfin ils présentent une coloration livide tout à fait caractéristique.

Enfin, dans le troisième degré de l'engorgement, on observe de nouveaux phénomènes; le sang qui stagne dans les vaisseaux étant privé d'oxygène et restant en contact avec son acide carbonique, se décompose. L'hématine des globules se dissout dans le sérum, elle s'échappe des vaisseaux et vient colorer les tissus. En même temps le sang se putréfie, il donne naissance à des liquides septiques qui attaquent les éléments histologiques, les tuent, puis les désagrégent et ont bientôt transformé les tissus malades en une bouillie putride. En un mot, pour parler le langage ordinaire, il y a *ulcération* et gangrène moléculaires.

Tels sont les trois degrés de l'engorgement, caractérisés chacun par un état particulier du sang. Le premier, c'est l'*engorgement* proprement dit, ou, si l'on aime mieux, l'*empâtement*. Il est le signe d'un simple ralentissement de la circulation capillaire. Le deuxième degré, c'est la *stase;* elle est due à l'arrêt et bientôt à la coagulation du sang dans les vaisseaux malades. Enfin le troisième degré est l'*ulcération;* elle est la conséquence directe de la putréfaction du sang et de la macération des éléments histologiques au sein de liqueurs septiques.

Il est inutile d'ajouter que toutes ces conséquences de la paralysie des veinules peuvent être obtenues directement par l'expérience. Si, par exemple, sur un animal, on coupe les nerfs qui animent les veines de l'œil, on observe d'abord un engorgement de la conjonctive, puis bientôt l'ulcération et la perforation de la cornée. En liant la veine principale d'un membre, on y produit de même les trois degrés de l'engorgement, mais, il est vrai, par un autre mécanisme. D'abord c'est un empâtement général du membre, puis c'est la coagulation du sang dans les troncs veineux qui prennent l'aspect de cordons pleins; enfin c'est l'ulcération et la gangrène humide des tissus engorgés.

3° *Paralysie des vaisseaux lymphatiques.* — Cette paralysie amène un effet facile à prévoir; elle ralentit la circulation interstitielle et détermine une accumulation de sérosité dans la trame des tissus; en un mot elle produit l'*œdème*. Cependant, on doit le dire, l'œdème est dû fréquemment à d'autres causes que la paralysie des lymphatiques. Tantôt il provient d'un embarras de la circulation veineuse et de la pression exagérée à laquelle le sang se trouve soumis dans l'intérieur des capillaires. D'autres fois il est dû à une altération du sang, qui est devenu plus aqueux et dont la partie liquide transsude plus aisément à travers les porosités des vaisseaux. D'autres fois enfin sa cause réside dans la grande laxité du tissu conjonctif qui n'offre aucune résistance à l'accumulation de la sérosité. C'est ce qui a lieu, par exemple, pour les paupières et le scrotum. Mais cela n'empêche pas que l'œdème ne soit dû, dans certains cas, à la paralysie des lymphatiques : tel est notamment celui qui succède souvent à l'absorption des venins et des matières septiques, et qui s'accompagne d'un gonflement des ganglions lymphatiques, cette altération des ganglions prouvant évidemment celle des vaisseaux lymphatiques.

En résumé, la paralysie des trois sortes de vaisseaux existant dans les tissus, amène pour chaque vaisseau des phénomènes morbides différents.

La paralysie des artérioles produit la congestion.

La paralysie des veinules donne naissance à l'engorgement.

La paralysie des lymphatiques s'accompagne de l'œdème.

Aucun de ces phénomènes morbides, considéré isolément, n'est l'inflammation. La congestion seule n'est pas une inflammation, c'est une congestion. L'engorgement seul n'est pas une inflammation, c'est un engorgement. Enfin l'œdème seul n'est pas une inflammation, c'est un œdème. L'inflammation est un état plus complexe, c'est un mélange, une combinaison de trois éléments morbides : la congestion, l'engorgement, l'œdème. Ce n'est point une paralysie ou des artérioles, ou des veinules, ou des lymphatiques, mais c'est la paralysie simultanée de ces trois sortes de vaisseaux.

Sans doute la congestion, l'engorgement, l'œdème, peuvent se rencontrer chacun à l'état pur. Mais cela est rare, et le plus souvent ils sont mélangés de manière à constituer l'inflammation. La raison en est simple. Les artérioles, les veinules, les lymphatiques, existent côte à côte dans les tissus; ils sont composés des mêmes éléments histologiques et se trouvent exposés aux mêmes influences morbides; il n'y a donc rien d'étonnant à les voir, pour ainsi dire, tomber malades en même temps. Ce qui est plus remarquable, c'est qu'ils puissent parfois être paralysés isolément.

L'inflammation est donc un état complexe : c'est un mélange de congestion, d'engorgement et d'œdème. Mais ces trois éléments morbides ne se trouvent pas toujours combinés entre eux dans la même proportion. Il arrive souvent que l'un d'eux est prépondérant et communique sa physionomie propre à l'inflammation.

Tantôt c'est l'élément congestif qui l'emporte. Les tissus enflammés présentent alors tous les phénomènes de la congestion; ils sont chauds, douloureux, colorés en rose vif et n'ont aucune tendance à l'ulcération. Cet état correspond à l'inflammation congestive des auteurs.

D'autres fois c'est l'engorgement qui prédomine sur les autres éléments inflammatoires. Les tissus malades sont alors médiocrement chauds et sensibles, et présentent une coloration pourpre plus ou moins foncée. C'est ce qu'on a appelé l'engorgement inflammatoire.

D'autres fois enfin, c'est l'œdème qui est prépondérant et qui caractérise l'inflammation, celle-ci prenant alors le nom d'œdémateuse.

Toutes ces considérations sur les paralysies vasculaires ne sont pas de simples vues théoriques, comme vous pourriez le croire. Elles sont au contraire essentiellement pratiques, et tous les jours vous en trouverez l'application dans l'étude des maladies.

Ainsi la congestion pure s'observe dans les névralgies dites congestives, notamment dans la névralgie sus-orbitaire et oculaire, que jamais personne n'a confondue avec une ophthalmie. Elle existe encore dans le rhumatisme articulaire aigu, que tous les bons esprits ont toujours distingué des arthrites inflammatoires.

L'engorgement pur se montre dans la rate et le foie. Il y constitue la lésion caractéristique des fièvres intermittentes, lésion bien différente de l'hépatite ou de la splénite.

L'inflammation congestive n'est autre chose que l'inflammation franche, l'inflammation inflammatoire, si j'ose m'exprimer ainsi, et qui sert de type à toutes les autres.

Enfin vous retrouverez l'inflammation engorgée dans toutes les inflammations de nature scrofuleuse, inflammations si nettement caractérisées par la coloration livide des tissus, par l'absence de douleur et de chaleur, et enfin par une funeste tendance à l'ulcération.

TROISIÈME LEÇON

21 novembre 1864.

Inflammations nerveuses et inflammations musculaires.

Messieurs,

Les vaisseaux sont animés par des nerfs dit vasomoteurs, qui ralentissent ou accélèrent la circulation capillaire, suivant qu'ils se terminent dans les artérioles ou les veinules. Lorsque ces nerfs vasomoteurs se trouvent frappés de paralysie, les vaisseaux qu'ils animaient sont paralysés du même coup et deviennent le siége d'une inflammation. Mais les vaisseaux peuvent aussi être paralysés sans que leurs nerfs aient été lésés et aient rien perdu de leur excitabilité. Il suffit pour cela que les fibres musculaires qui entourent le vaisseau soient atteintes directement par quelque cause morbide. Se trouvant paralysées, elles ne peuvent plus obéir aux ordres que leur transmettent les nerfs restés sains, et les vaisseaux en question se relâchent et s'enflamment, bien que leurs nerfs vasomoteurs aient conservé intégralement leurs propriétés physiologiques.

En définitive, les vaisseaux ne se comportent pas autrement que les muscles volontaires. Tout le monde sait que ces muscles peuvent présenter deux sortes de paralysies : l'une provoquée par l'altération des fibres contractiles elles-mêmes; on l'observe par exemple dans l'atrophie musculaire progressive; l'autre, déterminée uniquement par l'altération des nerfs ou des centres nerveux; telles sont les paralysies qu'on rencontre dans les myélites, dans les hémorrhagies cérébrales, etc.

Naturellement s'il y a deux sortes de paralysies vasculaires, il y a deux sortes d'inflammations.

Les unes sont provoquées par la paralysie des nerfs des vaisseaux, ce sont les inflammations nerveuses.

Les autres sont produites par la paralysie des fibres musculaires des vaisseaux; ce sont les inflammations musculaires.

Ces mots inflammations nerveuses, inflammations musculaires ne désignent donc nullement des inflammations frappant les nerfs ou les muscles. Mais ils indiquent simplement des inflammations de nature différente, qui peuvent affecter également tous les tissus, puisque les vaisseaux ont la même composition dans tous les organes. Partout ils possèdent des fibres contractiles et des nerfs vaso-moteurs et peuvent, par conséquent, présenter indifféremment les deux sortes de paralysies, la musculaire et la nerveuse.

Non-seulement les inflammations musculaires et nerveuses ne sont localisées dans aucun organe et peuvent envahir également tous les vaisseaux, mais, de plus, elles s'accompagnent exactement des mêmes phénomènes locaux et présentent les mêmes symptômes de congestion, d'engorgement et d'œdème. En effet, que le vaisseau soit paralysé par la faute de ses nerfs ou par celle de ses fibres contractiles, dans les deux cas, il est toujours paralysé, et, dans les deux cas, il modifie la circulation capillaire de la même façon. Le sang qui circule dans les organes s'accélère quand les artères sont paralysées, il se ralentit quand ce sont les veinules, et il ne s'inquiète guère si ces paralysies sont dues à la lésion de fibres musculaires ou à celle des nerfs vaso-moteurs. La circulation est modifiée mécaniquement par les paralysies vasculaires, et la cause première de ces paralysies reste parfaitement étrangère au résultat obtenu.

Les inflammations musculaires et nerveuses siégent donc dans les mêmes organes et s'accompagnent des mêmes phénomènes locaux. Vous allez en conclure que ces deux sortes d'inflammations sont identiques; ce serait là une erreur profonde. Ces deux inflammations, semblables par leur siége, semblables par leurs symptômes, diffèrent essentiellement par leur nature, et tout le talent du médecin consiste précisément à les reconnaître et à les distinguer l'une de l'autre.

Heureusement, c'est assez facile, et vous y parviendrez sans peine à l'aide des caractères différentiels que je vais vous indiquer :

Ces caractères sont tirés de l'étiologie, de la marche, de la forme, de l'étendue, du siége et de la configuration différents des inflammations nerveuses et musculaires :

1° *Étiologie des inflammations nerveuses et musculaires.* — Les agents morbides, causes premières des maladies, n'attaquent point tous les tissus avec la même facilité, mais ils exercent sur les éléments histologiques de véritables actions électives. Le uns, par exemple, atteignent de préférence le fibres musculaires et respectent les tubes nerveux, tandis que les autres font tout le contraire, frappant les nerfs, sans nuire aux éléments contractiles. Ainsi la chaleur, dans la limite de 43 à 45 degrés environ, paralyse complétement les fibres musculaires, et n'exerce aucune action sur les tubes nerveux. Si donc une inflammation était produite par une température de 45°, on peut être assuré qu'elle serait de nature musculaire. D'autres agents, tels que le curare, l'opium, le chloroforme, exercent, au moins dans une certaine limite, une action élective sur les nerfs et n'agissent que peu ou point sur les fibres contractiles. Toutes les inflammations produites par ces agents seront donc de nature nerveuse.

Ce qu'on vient de dire de la chaleur, du curare, de l'opium et du chloroforme s'applique aux autres agents morbides, qui tous, dans une certaine mesure, présentent une action élective sur les éléments histologiques des nerfs ou sur ceux des muscles, et produisent ainsi des inflammations nerveuses ou musculaires. Mais c'est là un sujet que je ne veux qu'indiquer pour le moment et qui sera traité plus au long quand je vous parlerai des causes de l'inflammation. Cependant, je n'abandonnerai pas cette matière sans vous faire remarquer qu'il est un ordre de causes très-curieuses, qui produisent constamment et exclusivement des inflammations nerveuses. Ce sont les causes dites *morales* : le chagrin, la joie, la colère, les contrariétés, la jalousie, etc. Toutes ne peuvent agir sur la circulation que par l'intermédiaire du système nerveux, et les inflammations qui les déterminent sont évidemment toujours de nature nerveuse.

2° *Marche des inflammations nerveuses et musculaires.* — Bien que les inflammations musculaires et nerveuses présentent exactement les mêmes symptômes, on comprend aisément que ces symptômes puissent différer par leur durée, par leur ordre de succession, et qu'ils présentent une marche particulière dans l'un et l'autre cas. C'est en effet ce qui a lieu, et c'est même là un des meilleurs caractères des inflammations nerveuses. Celles-ci ont une marche spéciale ; elles sont remarquables par leur mobilité, par leur instabilité, par la promptitude avec laquelle elles apparaissent presque instantanément, pour disparaître bientôt tout aussi vite et sans laisser aucune trace ; souvent aussi elles sont intermittentes ou périodiques; on les voit se terminer et renaître à heure fixe, et cela, pendant des mois entiers. Au contraire, les inflammations produites par la paralysie musculaire des vaisseaux sont plus fixes, plus stables, moins variables. Elles se montrent plus difficilement, mais aussi, une fois produites, elles sont plus lentes à disparaître et laissent toujours derrière elles quelques vestiges de leur passage. Jamais elles ne présentent d'intermittence ni de périodicité, et, quand elles guérissent, c'est d'une manière définitive et pour ne plus revenir.

Ces caractères différentiels des inflammations nerveuses et musculaires tiennent à la nature même des lésions qui les déterminent. Les propriétés vitales des nerfs ne ressemblent point à celles des fibres musculaires. Les premières sont beaucoup plus délicates, bien plus faciles à troubler et aussi plus faciles à rétablir. La moindre fatigue, le moindre abaissement de la température, la moindre variation dans l'état électrique de l'atmosphère, le moindre changement dans les propriétés nutritives du sang suffisent pour modifier l'excitabilité du système nerveux et pour paralyser les nerfs vaso-moteurs ou, au contraire, les guérir de leur paralysie. Naturellement les inflammations, suite de ces paralysies nerveuses, en produisent fidèlement toutes les variations, et elles augmentent ou diminuent avec l'affaiblissement ou l'accroissement de l'excitabilité des nerfs malades. Les fibres musculaires sont loin de présenter une si grande mobilité dans leurs propriétés physiologiques. Sans doute leur irritabilité est modifiée par les conditions extérieures, mais ce n'est pas sans une certaine résistance, et une fois modifiée, il lui faut de même un certain temps pour revenir à son premier état.

En définitive, les inflammations nerveuses présentent la même marche que le groupe d'affections désignées habituellement sous le nom de *maladies nerveuses*. Comme ces dernières, elles sont fugaces, mobiles, variables, et ce qui est très-important pour la pratique, d'une gravité généralement médiocre. La raison en est simple. De même que les névroses, les inflammations nerveuses sont produites par des troubles de l'innervation, troubles peu profonds, n'atteignant pour ainsi dire que la surface de l'organisme, et qui se produisent et disparaissent avec une grande facilité.

3° *Forme des inflammations musculaires et nerveuses.* — C'est encore là un bon caractère distinctif. Les inflammations musculaires sont le plus souvent de véritables inflammations constituées par une paralysie simultanée de tous les vaisseaux. Au contraire, les inflammations nerveuses sont très-fréquemment incomplètes et fausses, et résultent d'une paralysie isolée des artérioles ou des veinules. En un mot, ce sont des congestions ou des engorgements, et non de véritables inflammations. Voici la raison de ce fait.

Les nerfs vaso-moteurs des artérioles ne ressemblent point à ceux des veinules ; ils n'ont ni le même trajet, ni la même origine, ni le même mode d'excitabilité. Les nerfs artériels constituent le grand sympathique proprement dit; ils accompagnent fréquemment les grosses artères; ils émergent d'une série de ganglions placés au devant de la colonne vertébrale ; enfin, ils sont intimement unis avec le système des racines antérieures d'où ils tirent leur origine, et dont la section amène leur propre paralysie.

Les nerfs des veinules sont bien différents; ils sont confondus avec les nerfs de la vie animale et proviennent des ganglions intervertébraux ou intra-crâniens, ganglions placés comme on sait sur le trajet des racines sensibles et intimement unis avec elles. Outre leur siége particulier, ces ganglions intervertébraux ont un autre caractère. Leur couleur tire sur le jaune, tandis que les ganglions prévertébraux du grand sympathique présentent une coloration grisâtre ou noirâtre.

Mais, et pour nous c'est le point capital, ce qui distingue les nerfs artériels et veineux, c'est qu'ils jouissent de propriétés physiologiques distinctes et produisent par leur excitation des contractions d'une nature différente.

Les contractions provoquées par l'excitation des nerfs artériels sont *toniques*, c'est-à-dire qu'elles persistent un certain temps sans présenter de relâchement.

Les contractions produites par l'excitation des nerfs veineux sont au contraire *rhythmiques*, c'est-à-dire qu'elles ne durent qu'un instant et qu'elles se succèdent rapidement les unes aux autres, de manière à produire un mouvement péristaltique.

C'est en définitive à cette différence dans leur mode de contraction que les artérioles et les veinules doivent la différence de leurs fonctions. La contraction tonique des artères produit un rétrécissement durable et permanent qui gêne le cours du sang; la contraction rhythmique des veinules détermine une série de petites saccades qui accélèrent la circulation capillaire, bien loin de la retarder.

Les nerfs artériels et veineux différant par leur trajet, par leur origine et par leurs fonctions, il n'est pas étonnant que les causes morbides exercent sur eux une action élective et qu'elles les paralysent isolément en donnant naissance soit à des congestions nerveuses, soit à des engorgements nerveux.

Les fibres contractiles des artérioles et des veinules sont au contraire de même nature, elles sont placées côte à côte dans les tissus; il est donc bien difficile qu'une cause morbide paralyse les unes sans atteindre les autres. C'est pour cette raison que les paralysies vasculaires de nature musculaire sont toujours mixtes, qu'elles intéressent toujours simultanément les artérioles et les veinules, et constituent à ce titre de véritables inflammations.

4° *Étendue des inflammations musculaires et nerveuses.* — Pour les inflammations musculaires, cette étendue est toujours égale à celle des lésions causées par les agents morbides. Si, par exemple, un de ces agents a exercé son action sur un espace de 1 centimètre cube, l'inflammation consécutive occupera 1 centimètre cube de tissu et pas davantage.

Dans les inflammations nerveuses, il n'en est pas de même, et des lésions très-limitées siégeant dans les centres nerveux peuvent produire des paralysies dix fois, cent fois plus étendues.

En effet, un seul tube nerveux vaso-moteur se divisant et se subdivisant plusieurs fois anime à lui seul plusieurs vaisseaux. D'un autre côté, une seule cellule nerveuse donne naissance à plusieurs tubes nerveux, 3, 4, et même 8 et 10. Il résulte de là qu'une seule cellule nerveuse tient sous sa dépendance un très-grand nombre de vaisseaux, peut-être une centaine. Il en résulte encore que la lésion d'un petit nombre de cellules nerveuses occupant un point limité des centres nerveux amènera des inflammations d'une grande étendue. C'est comparable à ce qui se passe dans l'hémorrhagie cérébrale où un petit caillot sanguin siégeant dans le corps strié détermine la paralysie de toute une moitié du corps.

De ce qui précède, on déduit la règle suivante : toutes les fois qu'on voit survenir une inflammation très-étendue sans cause locale évidente, on doit présumer qu'elle est de nature nerveuse, les inflammations nerveuses ayant bien plus de tendance à être très-vastes que les inflammations musculaires. Cette règle s'applique tout particulièrement aux fièvres éruptives, où les paralysies vasculaires occupent toute la peau et sont évidemment de nature nerveuse.

3° *Siége des inflammations musculaires et nerveuses.* — Les inflammations nerveuses présentent souvent dans leur siége des dispositions spéciales tout à fait caractéristiques.

Tantôt elles sont symétriques, c'est-à-dire qu'elles se reproduisent exactement semblables à gauche et à droite de la ligne médiane du corps. D'autres fois, elles sont hémiplégiques, c'est-à-dire qu'elles restent exactement limitées à la moitié gauche ou droite du corps, et ne dépassent pas la ligne médiane. D'autres fois, elles sont paraplégiques, c'est-à-dire qu'elles occupent exclusivement la moitié supérieure ou inférieure du corps. D'autres fois, elles suivent exactement le trajet et la distribution d'un nerf ou d'un plexus nerveux ; on les verra par exemple envahir toutes les régions animées par un nerf intercostal, ou bien suivre la ligne tracée par le tronc du nerf sciatique. D'autres fois, enfin, elles occupent les points où l'innervation change de nature et passe de la vie animale à la vie végétative, je veux dire le pourtour des orifices naturels, des lèvres, des narines, du prépuce, siéges de prédilection de certaines formes d'herpès : les herpès *labialis* et *præputialis*.

Tous les caractères qu'on vient d'indiquer sont liés évidemment à la structure du système nerveux et leur constatation révèle d'une manière certaine l'existence d'inflammations nerveuses. Les inflammations musculaires ne présentent rien de semblable ; leur siége est tout fortuit et en rapport avec le point d'application de la cause morbide qui les a déterminées. Elles ne sont symétriques que si leur cause a agi symétriquement. C'est ainsi que les ouvriers maniant des substances irritantes ont fréquemment dans les deux mains des eczémas parfaitement symétriques et pourtant de nature musculaire.

6° *Configuration des inflammations musculaires et nerveuses.* — Ce dernier caractère distinctif s'applique uniquement aux inflammations de la peau, aux éruptions.

Les éruptions de nature nerveuse présentent souvent dans leur contour une régularité parfaite. Tantôt elles forment des ronds ou des ovales évidés à leur centre et parfaitement réguliers, comme dans les éruptions dites *circinées*. Quelquefois même ces cercles sont concentriques et inclus les uns dans les autres, ainsi que les ronds d'une cocarde ; l'herpès iris en est un bel exemple. D'autres fois, les éruptions forment des plaques parfaitement rondes semblables à des pièces de monnaie ou à des gouttes d'eau ; telles sont les éruptions dites *nummulaires* ou *guttata*. D'autres fois, les inflammations nerveuses de la peau forment des arcs de cercle semblables à des croissants comme dans la rougeole. D'autres fois, enfin, elles sont délimitées par des contours nettement arrondis, ainsi qu'on le voit si nettement dans les ulcérations syphilitiques, dites *serpigineuses*.

Toutes ces formes si régulières des éruptions ne sont pas l'œuvre d'un hasard aveugle, mais elles résultent évidemment de la distribution des nerfs vaso-moteurs de la peau. Ces nerfs se ramifiant pour se distribuer forment des espèces de pinceaux coniques qui découpent chacun sur la peau des cercles parfaitement réguliers. Naturellement, quand ces nerfs sont paralysés, l'éruption qui en résulte est elle-même régulière. Les éruptions de nature musculaire ne présentent rien de semblable; elles n'offrent aucune régularité, aucun dessin prémédité, et le hasard seul préside à la configuration de leurs contours.

Tels sont les caractères distinctifs des inflammations musculaires et nerveuses. Ce ne sont pas là des vaines idées théoriques, bonnes tout au plus à satisfaire un instant la curiosité. Ce sont, au contraire, des notions éminemment pratiques dont vous trouverez tous les jours l'application au lit des malades.

Les inflammations nerveuses, avec tous les caractères que je leur ai attribués, ne sont point l'œuvre de mon imagination. Elles existent dans la nature telles que je vous les ai montrées, et elles constituent des maladies d'une nature spéciale et parfaitement caractérisées, telles que les affections rhumatismales, les maladies catarrhales, les affections paludéennes, les fièvres éruptives.

Prenez en effet l'une de ces maladies, le rhumatisme articulaire aigu, par exemple, examinez ses symptômes, et vous verrez qu'ils concordent exactement avec ceux des inflammations nerveuses.

Le rhumatisme est causé habituellement par le froid; or le froid, contraire en cela à la chaleur, exerce une action élective sur les nerfs.

Le rhumatisme a une marche essentiellement mobile; les accidents qui le constituent apparaissent et disparaissent sans laisser de traces : souvent intermittents, ils sont quelquefois périodiques.

Le rhumatisme n'est point une vraie inflammation, mais une simple congestion des jointures.

Le rhumatisme est extrêmement étendu, puisque le plus souvent il envahit toutes les articulations.

Le rhumatisme est très-fréquemment symétrique; non-seulement il occupe les jointures similaires à droite et à gauche, mais il les occupe au même instant.

Enfin, quand le rhumatisme s'accompagne d'éruptions cutanées, celles-ci sont de nature nerveuse et présentent les taches circulaires ou semi-lunaires de la roséole.

Il y a quelques années, on discutait beaucoup pour savoir si le rhumatisme articulaire aigu était ou non une arthrite. De nos jours même, on est loin d'être d'accord sur cette importante question.

Aujourd'hui, Messieurs, nous pouvons trancher le débat : le rhumatisme articulaire aigu est la congestion nerveuse des articulations; l'arthrite est leur inflammation musculaire.

QUATRIÈME LEÇON

25 novembre 1864.

Phénomènes généraux des inflammations douleur, fièvre.

Messieurs,

Les inflammations donnent naissance à des impressions sensitives exagérées. Ces impressions sensitives, en pénétrant dans les centres nerveux, troublent l'équilibre de l'innervation et produisent des phénomènes généraux de deux espèces. Tantôt elles intéressent le cerveau, organe central de la vie animale, et donnent naissance à la douleur; tantôt, au contraire, elles se réfléchissent sur le cœur, organe central de la vie végétative, et déterminent l'apparition de la fièvre.

Douleur. La douleur est une sensation tactil exagérée. Les autres sens : l'ouïe, la vue, le goût, l'odorat, ne donnent jamais lieu à de véritables douleurs, mais sont le siége, lorsqu'ils sont malades, de sensations pénibles spéciales.

Quand un tissu est enflammé, sa circulation capillaire étant activée, les nerfs se trouvent en contact avec un sang plus chaud et plus fréquemment renouvelé et, partant, donnent naissance à des sensations plus intenses que de coutume. Mais cet accroissement de la sensibilité tactile ne suffit pas pour développer la douleur. Pour que celle-ci se manifeste, il faut que le nerf, rendu plus sensible, soit en même temps comprimé. On sait combien est douloureuse la compression d'un nerf sain ; on comprendra donc sans peine combien plus pénible encore doit être la compression d'un nerf, dont la sensibilité a été préalablement accrue.

Tantôt cette compression douloureuse des nerfs est effectuée dans la trame même des tissus, et elle est due à la présence des exsudations infiltrées dans ces organes. D'autres fois, ce sont les mouvements des parties malades qui compriment les extrémités nerveuses ; c'est ce qui a lieu, par exemple, dans les inflamations des muscles, des séreuses et des articulations. Si le rhumatisme articulaire est si douloureux, c'est uniquement parce que les malades ne peuvent pas maintenir leurs jointures dans une immobilité parfaite. D'autres fois enfin, les douleurs sont provoquées par la présence de corps étrangers, ou par des actions mécaniques extérieures ; dans ce cas, l'existence de la compression, comme cause de douleur, ne laisse aucun doute.

Il y a donc dans la douleur deux éléments distincts : 1° la sensibilité propre du nerf; 2° le degré de compression subie par ce nerf rendu plus sensible. Suivant que ces deux éléments sont combinés en proportion plus ou moins grande, la douleur elle-même prend un aspect particulier et reçoit un nom différent :

Elle est dite *cuisante*, quand la sensibilité des nerfs est très-vive et qu'ils sont le siége d'une compression médiocre.

Elle est dite *pongitive*, *distensive*, *térébrante*, quand les nerfs sont en même temps très-sensibles et violemment comprimés.

Elle est dite *lancinante* dans le cas particulier où la compression subie est momentanée, intermittente, et vient par lancées.

Elle est dite *pulsative*, quand elle est produite par les pulsations des artères et qu'elle est isochrone avec la systole du cœur.

Enfin, la douleur revêt le caractère du *pincement*, de la *tranchée*, de la *crampe*, lorsque les nerfs, ayant leur sensibilité peu ou point accrue, se trouvent l'objet d'une pression extrêmement énergique.

FIÈVRE. La fièvre est un mouvement réflexe du cœur et des muscles respiratoires, mouvement réflexe qui amène l'accélération de la circulation générale et de la respiration.

Vous savez ce qu'est un mouvement réflexe. C'est une contraction musculaire, produite par des impressions sensitives, qui pénètrent dans la moelle épinière, où elles se réfléchissent sur les nerfs moteurs. Cela posé, lorsque les impressions sensitives se réfléchissent sur le cœur et sur les muscles respiratoires, elles produisent un certain état qui est la fièvre. Cet état, étant très-complexe, j'examinerai successivement les phénomènes produits par l'accélération de la circulation, puis ceux déterminés par l'accélération de la respiration.

Accélération de la circulation dans la fièvre. Le cœur, organe central de la circulation, est un muscle, mais c'est un muscle spécial qui ne ressemble guère aux autres. Tandis que ceux-ci ne peuvent se contracter spontanément et qu'ils restent immobiles aussitôt qu'on a divisé leurs nerfs et qu'on les a séparés des centres nerveux, le cœur, lui, bat spontanément, et il continue à se contracter alors même qu'on a coupé ses nerfs, et même alors qu'on l'a arraché de la poitrine de l'animal.

Le cœur, contrairement aux autres muscles, se contracte donc indépendamment des centres nerveux. La raison de ce phénomène est bien simple; c'est que le cœur possède en lui-même son centre nerveux, dont il est impossible de le séparer, alors même qu'on le retire du corps. Ce sont de petits ganglions, situés dans le tissu même du cœur où ils jouent, à l'égard de cet organe, le rôle que la moelle épinière remplit pour les autres muscles.

Le cœur, ai-je dit, se contracte spontanément et sans qu'il soit besoin d'aucune excitation pour provoquer ses mouvements, mais c'est encore là un phénomène plus apparent que réel. De même que les autres muscles, le cœur, pour se contracter, a aussi besoin d'impressions sensitives qui viennent l'exciter. Seulement ces impressions ne proviennent pas de l'extérieur, mais partent du tissu même du cœur. Lorsque la contraction de l'oreillette est près de s'achever et qu'elle a atteint son maximum, elle comprime les nerfs sensitifs contenus dans le tissu de l'oreillette, et donne ainsi naissance à une impression sensitive qui se réfléchit sur le ventricule et détermine la contraction. A son tour, la systole ventriculaire, quand elle touche à sa fin et qu'elle a acquis toute sa force, comprime les nerfs sensibles répandus dans le tissu du ventricule et détermine une nouvelle sensation qui excite, par action réflexe, la contraction de l'oreillette. Les deux cavités du cœur s'excitent donc réciproquement à se contracter. C'est pour cette raison que les battements du cœur persistent indéfiniment sans qu'il soit jamais besoin d'aucune excitation extérieure pour les entretenir.

Outre ses nerfs propres cachés dans son tissu, le cœur possède deux autres espèces de nerfs qui lui viennent de la moelle. Ce sont les filets du pneumogastrique et ceux des nerfs cardiaques. Ces deux ordres de nerfs ne se distribuent pas au cœur même, mais à ses vaisseaux. Le pneumogastrique anime les veines du cœur, et son excitation accélère la circulation capillaire de cet organe. Les nerfs cardiaques, eux, se distribuent aux artères coronaires, et quand ils agissent, ils ralentissent la circulation capillaire du cœur au lieu de l'accélérer.

Les nerfs vaso-moteurs cardiaques ont une fonction extrêmement importante. Ce sont eux qui règlent la vitesse des battements du cœur, précipitant ou ralentissant son rhythme, et cela, à l'aide du mécanisme suivant :

La contraction d'un muscle est d'autant plus facile, plus rapide, plus énergique, que les vaisseaux de ce muscle sont moins distendus par le sang et supportent une pression moins considérable. Cela est évident, la pression exercée par le sang des vaisseaux et par les humeurs interstitielles gênant mécaniquement les mouvements des fibres musculaires et les empêchant de se contracter librement.

Chacun sait avec quelle peine on plie les doigts lorsque la main a été maintenue longtemps dans une position déclive, de manière à se trouver légèrement tuméfiée. Il en est de même pour les muscles. Quand le sang renfermé dans leurs vaisseaux possède une forte tension, leur contraction est difficile, lente et sans énergie. Elle devient au contraire facile, rapide et pleine de force, lorsque les vaisseaux du muscle sont à moitié vidés et ne contiennent que le sang indispensable à la contraction.

Cela posé, le nerf pneumogastrique, excitant les veinules du cœur, accélère la circulation capillaire de cet organe et accroît notablement la pression sanguine supportée par le tissu du cœur. Il en résulte que le pneumogastrique doit modérer les battements du cœur et les rendre plus faibles, plus difficiles et plus lents.

Par contre, les nerfs cardiaques, animant les artères du cœur, anémient cet organe et diminuent la pression sanguine supportée par ses capillaires. Il en résulte que l'excitation des nerfs cardiaques doit exciter le cœur et le faire contracter avec plus de facilité, de vitesse et d'énergie.

C'est en effet ce que l'expérience confirme de la manière la plus nette. Si, sur un animal, on galvanise les pneumogastriques, on produit immédiatement un ralentissement des battements cardiaques. Si l'excitation électrique est très-intense, on peut même arrêter complétement le cœur, qui reste immobile, relâché, et ses deux cavités en diastole. C'est que, dans ce cas, la pression sanguine exercée dans les capillaires du cœur est tellement forte qu'elle s'oppose absolument à toute contraction des fibres musculaires.

Si, au contraire, on excite les nerfs cardiaques ou les ganglions cervicaux d'où ils émanent, on produit un effet opposé. On détermine une excitation du cœur, qui se contracte non-seulement plus vite et plus facilement, mais aussi avec plus d'énergie. Bien mieux, cette excitation des nerfs cardiaques se produit avec la plus grande facilité pendant la vie par le mécanisme des actions réflexes. Si, par exemple, sur un animal on provoque une douleur même médiocre, cette impression douloureuse agit immédiatement sur le cœur dont elle accélère et renforce les battements. Et cette action réflexe passe bien par les nerfs cardiaques et non par les pneumogastriques; car, en coupant préalablement ces deux derniers nerfs, l'excitation du cœur se reproduit encore tout aussi bien qu'auparavant.

La fièvre n'est pas autre chose qu'une excitation des nerfs cardiaques produite ainsi par action réflexe. Les impressions sensitives exagérées nées des tissus enflammés arrivent dans la moelle épinière, elles la parcourent, puis elles se réfléchissent sur les nerfs cardiaques et excitent le cœur en rendant ses contractions plus rapides et plus énergiques.

On a avancé, dans ces derniers temps, que la fièvre n'était pas due à une excitation des nerfs cardiaques, mais bien à la paralysie des pneumogastriques. C'est là une opinion tout à fait insoutenable. D'abord, qui ne voit que la fièvre n'est que l'exagération de l'excitation normale du cœur produite si facilement par la douleur, par l'exercice ou même par une simple émotion. Or il est certain que cette excitation physiologique du cœur n'est point due à une paralysie des vagues, puisqu'on l'observe encore alors que ces nerfs ont été préalablement paralysés. En second lieu, la fièvre a tous les caractères des phénomènes d'excitation. Non-seulement elle ne peut se prolonger indéfiniment, comme le font les phénomènes de paralysie, mais à chaque instant elle présente des rémissions ou des exacerbations dues évidemment aux variations éprouvées par l'excitabilité des nerfs cardiaques. Enfin, en coupant les nerfs pneumogastriques sur les animaux, on produit un état qui ne ressemble en rien à la fièvre. Dans la fièvre, l'accélération des battements du cœur s'accompagne toujours d'une accélération des mouvements respiratoires. Dans la paralysie des vagues, on observe constamment ce phénomène singulier, que la respiration s'est ralentie de moitié tandis que le cœur bat deux fois plus vite. D'un autre côté, dans la fièvre, le pouls est non-seulement plus fréquent, mais il est aussi plus fort, plus dur, et il y a une accélération de la circulation générale. Dans la paralysie des pneumogastriques, le pouls est bien aussi plus fréquent, mais il est en même temps plus mou et plus faible, et la circulation générale, bien loin d'être accélérée, est ralentie. Cet effet de la section des vagues est aisé à comprendre : en ralentissant la circulation capillaire du cœur, cette section facilite mécaniquement la contraction du cœur et la rend plus rapide ; mais elle ôte toute force à cette contraction, parce qu'elle empêche le renouvellement du sang et prive ainsi les fibres musculaires de l'oxygène dont elles ont besoin. Dans l'anémie du cœur, suite de l'excitation des nerfs cardiaques, rien de semblable ; car, si le cœur reçoit alors moins de sang que de coutume, ce sang est parfaitement artérialisé et fournit aux fibres musculaires tout l'oxygène qui leur est nécessaire.

Ce n'est pas à dire pour cela que la paralysie des

vagues ne puisse exister chez l'homme et produire chez lui des phénomènes morbides. On la rencontre au contraire très-fréquemment et elle est pour ainsi dire de règle dans l'agonie. On observe alors une lenteur de la respiration, une fréquence et une petitesse du pouls, enfin un ralentissement de la circulation générale et une tendance au refroidissement, qui sont les signes caractéristiques de la paralysie des vagues et ne laissent aucun doute sur son existence.

La paralysie des nerfs cardiaques se rencontre également chez l'homme : c'est la congestion du cœur, maladie plus connue sous le nom d'*angine de poitrine;* cette affection présente en effet dans son ensemble tous les caractères des névralgies congestives, névralgies qui ne sont autre chose que des paralysies artérielles, autrement dit des congestions.

Enfin, l'excitation exagérée des pneumogastriques se rencontre aussi chez l'homme, où elle produit les attaques d'épilepsie et d'éclampsie. En effet, dernièrement, chez une éclamptique que je soignais, j'ai pu constater très-nettement qu'à chaque attaque le cœur était arrêté et la respiration suspendue pendant quelques secondes, exactement comme chez les animaux dont on galvanise les pneumogastriques. Seulement, chez l'homme, cet arrêt du cœur et des mouvements respiratoires ne dure jamais bien longtemps et n'entraîne pas la mort, parce que l'asphyxie qui survient trouble la nutrition du système nerveux et fait cesser l'excitation exagérée du vague, cause de tous les accidents. L'attaque d'épilepsie ou d'éclampsie cesse donc jusqu'à ce qu'une nouvelle excitation des vagues vienne ramener les mêmes accidents.

Les impressions sensitives exagérées qui arrivent dans la moelle épinière peuvent donc se réfléchir sur le cœur par deux voies différentes et donner lieu à deux sortes d'accidents. Tantôt elles se propagent le long des nerfs cardiaques, et alors elles produisent la fièvre ; tantôt, au contraire, elles se transmettent le long des pneumogastriques et provoquent alors des attaques d'éclampsie ou d'épilepsie.

Il en résulte deux sortes d'affections profondément distinctes, les *fébriles* et les *comateuses*.

Dans les affections fébriles, la circulation est accélérée d'une manière continue, et l'intelligence reste parfaitement intacte, à moins qu'il n'y ait quelque lésion locale de l'encéphale.

Dans les affections comateuses, la circulation est troublée par attaques subites, il n'y a pas la moindre fièvre, et on observe une abolition momentanée, mais complète, de l'intelligence et de la mémoire.

CINQUIÈME LEÇON

28 novembre 1864.

Chaleur fébrile.

MESSIEURS,

La fièvre s'accompagne constamment d'un accroissement de la chaleur du corps; cette chaleur fébrile n'est en définitive que l'exagération de la température propre des animaux, et avant d'en faire l'histoire, il convient de vous donner des notions exactes sur la source et le siége de la chaleur animale.

La température propre des animaux est due à la combustion de l'oxygène respiré par eux; cet oxygène se transforme dans le corps en acide carbonique, peut-être aussi en eau, et c'est le calorique dégagé dans cette combustion qui produit et entretient la chaleur propre des animaux. Là-dessus, plus de doute; mais on est loin d'être aussi bien fixé sur le point du corps où a lieu cette combustion de l'oxygène et le dégagement de chaleur qui en est la conséquence.

Lavoisier pensait que la combustion de l'oxygène se passait dans le poumon même, qui se trouvait être ainsi le foyer de la chaleur animale; mais cette opinion ne peut plus être soutenue, car des expériences très-précises ont montré que le sang, loin de se réchauffer dans les poumons, s'y refroidissait, par suite de son contact avec l'air.

Aujourd'hui, on croit généralement que la chaleur animale a son siége dans les capillaires de la circulation générale, et qu'elle résulte de la transformation du sang artériel en sang veineux. Cependant, lorsqu'on veut vérifier cette hypothèse par l'expérience et qu'on recherche à l'aide des thermomètres les plus délicats quelle est la chaleur dégagée par la cyanose du sang artériel, on est tout étonné de trouver que cette chaleur est nulle. Ce n'est pas à dire pour cela que le sang ne soit le siége d'une certaine combustion d'oxygène et d'une certaine formation d'acide carbonique; mais le calorique produit par ces réactions n'est pas dégagé à l'état libre, il reste renfermé dans le sang à l'état latent et n'élève point la température de ce liquide, ainsi que le prouve l'expérience directe.

Il faut donc trouver un autre siége à la chaleur animale; ce siége, ce n'est pas le sang, ce n'est pas le globule sanguin, mais c'est la fibre musculaire. L'expérience montre en effet de la manière la plus nette que la fibre musculaire respire, qu'elle absorbe de l'oxygène, qu'elle élimine de l'acide carbonique, et enfin, chose plus importante pour nous, qu'elle dégage de la chaleur. Cette respiration musculaire, ce dégagement de calorique, sont du reste dans un rapport étroit avec le phénomène de la contraction. Très-faibles ou nuls quand les muscles sont au repos et présentent seulement l'état de contraction tonique, ils acquièrent l'un et l'autre une grande intensité lorsque les muscles se contractent énergiquement.

La chaleur animale a donc son siége dans les fibres musculaires et elle est la conséquence de la contraction. Il était facile de le prévoir. Tout le monde sait en effet que les mouvements du corps, c'est-à-dire la contraction des muscles volontaires, augmentent immédiatement la chaleur propre des animaux. Mais il est une expérience qui prouve de la manière la plus nette que la chaleur animale est produite exclusivement par la contraction musculaire et qu'elle n'a pas d'autre origine. Cette expérience consiste à couper la moelle épinière d'un animal au niveau de la première vertèbre dorsale; il en résulte immédiatement une paralysie de tout le train postérieur, paralysie qu'accompagnent un ralentissement très marqué de la respiration et de la circulation, et un refroidissement général du corps bientôt suivi de mort. On pourrait supposer que, si les animaux ainsi mutilés se refroidissent, c'est uniquement parce que leur respiration est ralentie et qu'ils n'absorbent plus de l'oxygène en quantité suffisante pour entretenir leur température propre, c'est-à-dire que l'animal se refroidirait parce qu'il s'asphyxierait ; ce serait là une erreur. En effet, l'animal en question n'est nullement asphyxié ; non-seulement son sang artériel contient de l'oxygène en quantité normale, mais son sang veineux lui-même est surchargé d'oxygène et est aussi rutilant que le sang de l'aorte. Notre animal, loin d'avoir jamais manqué d'oxygène, n'a même pas pu utiliser le peu d'oxygène qu'il a respiré. Pourquoi donc cependant avec tout son oxygène se refroidit-il rapidement? Évidemment c'est parce qu'il lui manque la condition indispensable de la chaleur animale, c'est-à-dire la contraction musculaire. Les muscles paralysés par la section de la moelle ne se contractent plus, ils ne respirent plus, ils ne transforment plus l'oxygène du sang en acide carbonique, ils ne dégagent plus de chaleur, et c'est là la cause du refroidissement rapide présenté par l'animal.

La chaleur animale est donc due à la contraction musculaire, et elle est d'autant plus développée que cette contraction est plus énergique et occupe des muscles plus nombreux. A l'état de repos, dans l'immobilité, toute notre chaleur est produite par les contractions musculaires qui ne cessent jamais, c'est-à-dire celles du cœur et des muscles de la poitrine indispensables à la circulation et à la respiration. Cependant, il faut y ajouter la chaleur dégagée par la contraction des fibres organiques répandues si abondamment dans les vaisseaux, dans le tube digestif, les conduits, les glandes, etc. Il faut encore y ajouter la chaleur développée par la contraction tonique des masses musculaires, celles-ci n'étant pas paralysées malgré leur immobilité et présentant une certaine contraction fixe, dite *tonicité*, qui s'accompagne d'un dégagement d'acide carbonique et d'une légère production de chaleur.

Dans la fièvre, par quoi est produite l'exagération de température observée? C'est par la contraction exagérée du cœur qui bat plus vite et avec plus d'énergie ; c'est par les contractions des muscles de la poitrine, contractions plus fortes, plus prolongées, plus fréquentes, qui accélèrent la respiration ou lui donnent plus de profondeur. Grâce à ces contractions exagérées, on peut dans l'immobilité de la fièvre présenter une température à peu près égale à celle qui suit l'exercice forcé, la course, la lutte, etc., les mouvements plus énergiques et plus fréquents du cœur et des muscles respiratoires compensant l'immobilité des muscles volontaires.

Vous comprendrez maintenant pourquoi, dans la définition de la fièvre, je n'ai pas fait mention de la chaleur fébrile, élément pourtant d'une si grande importance. C'est qu'à mon avis cette chaleur fébrile est la conséquence forcée de l'accélération de la circulation et de la respiration, et qu'il suffisait dans une définition de mentionner cette accélération sans en développer les conséquences. La chaleur fébrile est un élément capital de la fièvre, mais elle n'en est pas l'élément primitif; elle n'est que le résultat secondaire d'un autre phénomène morbide, l'accélération de la circulation et de la respiration.

La chaleur animale est produite par la combustion de l'oxygène et sa transformation en acide carbonique. D'un autre côté, la chaleur animale est exagérée dans la fièvre. Il semblerait donc que, pendant la fièvre, il doive y avoir une plus grande quantité d'oxygène absorbée et d'acide carbonique exhalé. Cependant, en faisant l'expérience directe, on a trouvé ce résultat inattendu que, dans la fièvre, les quantités d'acide carbonique exhalé étaient tantôt supérieures, tantôt égales, tantôt inférieures à celles dégagées dans l'état de santé. C'était là un fait inexplicable, et on n'a pas manqué de s'en servir pour attaquer toute la théorie de la chaleur fébrile, et même celle de la chaleur animale. Rassurez-vous cependant, car il n'est pas bien difficile d'expliquer cette apparente contradiction.

En effet, l'acide carbonique exhalé ne représente pas seulement la chaleur dégagée par le corps, mais il représente aussi toute la somme des mouvements accomplis dans l'économie. Ces mouvements ne se sont pas produits de rien, et leur cause c'est précisément la combustion de l'oxygène et sa transformation en acide carbonique. De même que, dans une locomotive, le coke brûlé est représenté non-seulement par la chaleur rayonnante de la machine, mais aussi par les mouvements imprimés aux pièces de la locomotive; de même, dans la fibre musculaire, le carbone brûlé et transformé en acide carbonique est représenté, non-seulement par une élévation de la température, mais encore par un mouvement, la contraction musculaire. On sait même quelle est la loi de cette double production de chaleur et de mouvement. Quand la fibre musculaire peut se contracter librement et qu'elle rencontre peu de résistance à son raccourcissement, elle donne naissance à beaucoup de mouvement et à peu de chaleur. Quand, au contraire, la fibre est maintenue allongée, quand sa contraction rencontre un obstacle insurmontable, il n'y a pas de mouvement produit, et tout l'acide carbonique dégagé par la fibre musculaire se trouve représenté par de la chaleur.

Cela posé, dans l'état normal comme pendant la fièvre, l'acide carbonique exhalé représente toute la chaleur et tout le mouvement produits au sein de l'organisme. Si donc on veut se rendre compte de la quantité d'acide carbonique exhalé par les fébricitants, il faut noter non-seulement leur température, mais encore leur état d'ataxie ou d'adynamie, leur état d'immobilité ou d'agitation.

Quand les fébricitants exhalent plus d'acide carbonique qu'à l'état normal, c'est qu'ils sont agités, et qu'à l'acide carbonique, représentant leur élévation de température, s'ajoute tout l'acide carbonique représenté par leurs mouvements.

Au contraire, dans l'état d'adynamie lorsque les malades n'ont d'autres mouvements que ceux indispensables à la circulation et à la respiration, dans la fièvre adynamique, dis-je, l'acide carbonique exhalé est diminué de quantité, le gain résultant de l'accroissement de la température ne compensant pas la perte produite par l'absence de tout mouvement.

Enfin, dans la fièvre ordinaire, l'exhalation d'acide carbonique est normale, l'élévation de la température du corps compensant la diminution de ses mouvements.

Telles sont les causes des variations observées pendant la fièvre dans les produits de la respiration. Leur explication était bien facile, et vous voyez qu'elle ne déroge en rien à la grande loi de Lavoisier.

La chaleur fébrile peut être estimée de deux manières : avec la main, avec le thermomètre. Ces deux procédés donnent chacun des notions différentes sur la fièvre, et c'est une erreur profonde de croire qu'on puisse les remplacer l'un par l'autre. La main n'est pas, comme on l'a dit, un thermomètre imparfait, ne donnant que des indications trompeuses. C'est un instrument nouveau, qui nous révèle des faits sur lesquels le thermomètre reste muet. Les notions les plus simples de la physique le démontrent. Prenez du mercure, de l'eau et de l'air, laissez-les en contact et observez leur température : elle est identique pour les trois substances, et je suppose à 15°. Mettez-y alors la main : le mercure vous paraîtra glacé, l'eau froide, tandis que l'air semblera chaud. La raison de ces appréciations diverses est bien connue. Le thermomètre indique la température des corps : la main fait connaître leur chaleur spécifique. Le thermomètre nous apprend quelle est la quantité de chaleur *conservée* par un corps et employée à donner à ce corps un certain état de dilatation. La main nous révèle quelle est la quantité de chaleur *dégagée* par une substance et cédée par elle aux corps voisins.

Appliquons ces notions à la fièvre. La main posée sur la peau nous fait connaître quelle est la quantité de chaleur dégagée par le malade : elle donne la mesure exacte de la chaleur fébrile. Le thermomètre lui indique uniquement la quantité de chaleur conservée par le malade ; il ne révèle en rien l'existence de toute la chaleur perdue par le refroidissement du corps. Il suit de là que le même individu, ayant exactement le même degré de fièvre et la même chaleur fébrile, donnera au thermomètre des indications tout à fait différentes, suivant qu'il sera placé dans un milieu différent et qu'il se refroidira avec plus ou moins de facilité. S'il était entouré de glace et qu'il pût y vivre, il indiquerait zéro, tout en dégageant beaucoup de chaleur qui serait employée à fondre la glace. S'il était au contraire dans un air calme non renouvelé et entouré de tous côtés par les substances ne conduisant pas la chaleur, sa température augmenterait indéfiniment à 100°, 200°, etc., si cela était compatible avec la vie. Je prends exprès des exemples extrêmes et impossibles pour bien montrer la nature des phénomènes. En fait, la température thermométrique des fébricitants présente des variations bien moins étendues, mais très-réelles. Suivant que l'air extérieur est plus ou moins chaud, qu'il est renouvelé plus ou moins vite, suivant que les malades sont plus ou moins couverts avec des substances plus ou moins isolantes, suivant que la peau est plus ou moins humide, que la respiration est plus ou moins fréquente et que l'air inspiré et expiré est plus ou moins chargé de vapeur d'eau, la chaleur fébrile supposée exactement la même présentera au thermomètre des différences de plusieurs degrés. Ce n'est pas que le thermomètre nous trompe, ses indications sont très-justes, mais elles ne font connaître que la température du corps et ne font aucune mention de toute la chaleur perdue par le refroidissement. Or c'est précisément cette chaleur perdue qu'il faudrait connaître, car c'est elle en définitive qui représente la chaleur fébrile. La main, la main seule peut l'estimer. Tout imparfaite qu'elle est, elle vaut encore mieux que le thermomètre, parce qu'elle fait connaître au médecin l'état réel du malade et le degré réel de la fièvre.

En résumé, dans l'appréciation de la chaleur fébrile, quand les indications fournies par la main concordent avec celles du thermomètre, il faut les accepter toutes les deux, puisqu'elles se corroborent. Mais quand la main fait sentir une chaleur intense que le thermomètre n'indique pas, c'est la main qui a raison et le thermomètre qui a tort. Les vrais praticiens ne s'y trompent pas, eux qui ne recourent guère au thermomètre pour savoir s'il existe ou non une forte fièvre. Ainsi il arrive souvent que des malades ayant une fièvre très-intense, le pouls très-fort et très-accéléré, la peau très-chaude, présentent seulement une élévation de un demi-degré sur leur température normale, ou même moins encore. Personne cependant ne prétend que ces malades n'ont pas une forte fièvre, personne, dis-je, pas même ceux qui ont le plus de confiance dans les indications thermométriques.

Quelle que soit l'intensité de la fièvre, quelle que soit l'accélération de la respiration et de la circulation, la température du corps ne dépasse jamais une limite supérieure, qui est de 42° environ. Voici la raison de ce phénomène : la chaleur, a-t-on dit dans une des précédentes leçons, paralyse les fibres musculaires à 45°, mais elle diminue déjà leur irritabilité et affaiblit leur contraction à une température plus basse, à 39°, 40° et 41°. Il suit de là que plus la température du corps s'élève, plus les contractions du cœur et des muscles respiratoires s'affaiblissent. Or, comme ce sont ces contractions qui entretiennent la chaleur fébrile, celle-ci trouve son remède dans son excès même, puisqu'elle tend, en s'élevant, à supprimer la cause même de sa production.

Cette diminution de l'irritabilité musculaire produite par la chaleur fébrile a une autre conséquence : c'est elle qui donne naissance à cette lassitude, à cette prostration qui accompagnent généralement la fièvre, et sont un de ses meilleurs caractères ; cette lassitude est exactement semblable à celle qui survient sans maladie pendant les grandes chaleurs de l'été, et elle reconnaît la même cause : l'élévation de la température du sang portée au delà de sa limite physiologique.

SIXIÈME LEÇON

2 décembre 1864.

Accélération de la respiration. — Frisson. — Accès de fièvre.

Messieurs,

Dans la fièvre, l'accélération des mouvements respiratoires est produite par le même mécanisme que l'accélération des battements cardiaques. Les impressions sensitives exagérées, parties des tissus enflammés, pénètrent dans le moelle épinière où ils se réfléchissent sur les nerfs artériels des muscles de la poitrine. Ces muscles se trouvant anémiés, se contractent aussitôt avec plus de fréquence, plus de rapidité et plus d'énergie. Les poumons se dilatent plus souvent et plus largement; ils sont traversés par une quantité d'air plus grande que de coutume, et la respiration se trouve ainsi accélérée.

Il ne faudrait pas croire que l'accélération de la respiration implique nécessairement une plus grande absorption d'oxygène et une exhalation d'acide carbonique plus considérable. Ce sont là des phénomènes d'ordre distinct. Il suffit de respirer assez lentement et peu profondément pour débarrasser le sang de son acide carbonique et le saturer d'oxygène. Ce résultat une fois obtenu, tout l'air respiré en surplus est inutile et sort de la poitrine comme il y est entré, sans avoir rien perdu de son oxygène ni s'être enrichi en acide carbonique. Cela est si vrai que, dans certains cas, l'exhalation d'acide carbonique est normale ou même diminuée, bien que la respiration soit très-accélérée.

L'accélération de la respiration a, dans la fièvre, un usage autre que d'altérer la composition chimique du sang; elle modifie la température de ce liquide, elle le refroidit. Cela est évident. L'air sort plus chaud de la poitrine qu'il n'y est entré, et cette chaleur qu'il emporte, il n'a pu la prendre qu'au sang. D'un autre côté, l'expérience directe montre que le sang se rafraîchit en traversant les poumons, et qu'il est plus froid dans le cœur gauche que dans le droit. Naturellement ce refroidissement du sang par la respiration est d'autant plus prononcé que la respiration est plus accélérée, et il atteint son maximum dans la fièvre où il est très-utile. Il tempère la chaleur fébrile, et comme habituellement la respiration est d'autant plus accélérée que la fièvre est plus forte, il en résulte que le corps se refroidit plus facilement à mesure qu'il s'échauffe davantage. C'est pour cette raison que la température de la fièvre atteint rarement son maximum, 41°, et qu'elle est comprise le plus souvent entre 38 et 40 degrés.

L'accélération de la respiration amène encore un autre résultat. Elle dépouille le sang de son eau; elle le déshydrate. Cet accroissement de la perspiration pulmonaire a pour première conséquence de refroidir le sang. Tout le monde sait en effet que l'évaporation de l'eau est une cause très-énergique de refroidissement. Mais la déshydratation du sang produit encore plusieurs phénomènes caractéristiques du mouvement fébrile.

D'abord c'est la *soif*. Le sang artériel se trouvant dépouillé de son eau, n'humecte plus les extrémités nerveuses des nerfs buccaux et pharyngiens, et ne fournit plus l'eau nécessaire à la sécrétion de la salive et du mucus. Il en résulte une sensation de sécheresse dans la bouche et d'ardeurs dans la gorge qui est la soif. Cette soif ressemble exactement à celle provoquée par la privation de boisson, et est en définitive produite par la même cause, le manque d'eau dans le sang artériel. Mais la soif fébrile a de plus un caractère particulier; elle est inextinguible. Tandis que la soif ordinaire se dissipe aussitôt qu'on a bu, celle de la fièvre est incurable, et l'on voit les fébricitants boire des masses d'eau considérables sans pouvoir réussir à se désaltérer.

La raison de cette différence est bien simple. Dans la soif ordinaire, l'eau absorbée par l'estomac arrive sans obstacle dans le sang artériel et dans les parois de la gorge, dont elle dissipe l'aridité. Dans la fièvre il n'en est plus de même. Toute l'eau absorbée par l'estomac est arrêtée au passage. En traversant les poumons, elle est enlevée tout entière par la perspiration pulmonaire, et il n'en pénètre pas une seule goutte dans le sang artériel. Rien donc d'étonnant si la soif reste inextinguible, et si le malade boit en vain sans pouvoir se désaltérer. Pour que la soif soit inextinguible, que faut-il en effet? Il suffit que la perspiration pulmonaire soit plus rapide que l'absorption du tube digestif; il suffit que le poumon enlève, dans un temps donné, plus d'eau au sang que l'estomac n'en peut absorber. Dans ce cas, le malade aura beau se gorger de liquide, il aura toujours soif. C'est précisément ce qui a lieu dans la fièvre.

La déshydratation du sang, dans la fièvre, a d'autres conséquences encore. Ce qu'elle a fait pour la salive et le mucus pharyngien, elle le fait pour les autres sécrétions. Elle les prive d'eau; elle les rend moins aqueuses, plus concentrées ou même les supprime complétement.

Ainsi, dans la fièvre, la peau est non-seulement brûlante, elle est *sèche*, ce qui tient évidemment à ce que la sueur et la transpiration cutanées sont supprimées, par suite du manque d'eau libre dans le sang artériel se rendant à la peau.

Dans la fièvre, les urines sont plus rares, plus denses, plus colorées, plus odorantes, plus acides, ce qui vient évidemment de ce qu'elles sont plus concentrées et contiennent moins d'eau que de coutume, tout en possédant autant de sels, d'acide urique et de matières colorantes ou odorantes.

Les sécrétions du tube digestif éprouvent une altération analogue. La salive est épaisse et visqueuse ; elle ne désagrége plus et n'enlève plus comme de coutume les cellules épithéliales de la muqueuse linguale ; ces cellules n'étant pas enlevées et continuant à se produire, s'accumulent sur la langue même, où elles forment une couche épaisse, blanche et pâteuse : l'enduit saburral. A l'état physiologique, cet enduit n'existe jamais, parce que l'épithélium de la langue est constamment détaché par la salive ou les aliments, puis avalé, laissant ainsi la langue parfaitement nette.

Les sucs gastrique et pancréatique subissent dans la fièvre une modification analogue ; ils deviennent plus visqueux ou même cessent complétement de couler. Il en résulte une suppression des digestions, car il est absolument impossible de digérer sans suc gastrique pour dissoudre la viande, sans suc pancréatique pour saccarifier les féculents et saponifier les graisses. Déjà la suppression de la salive, la sécheresse, l'état pâteux de la bouche, avaient enlevé l'appétit. L'altération ou la suppression des sucs gastrique et pancréatique font plus, elles enlèvent la faculté même de digérer et condamnent fatalement à l'indigestion le fébricitant qui méconnaît les avertissements de la nature et qui continue à manger, alors qu'il n'a plus d'appétit.

Tels sont les phénomènes produits par l'accélération de la respiration et la déshydratation du sang.

Naturellement tous ces phénomènes cessent aussitôt que la fièvre diminue et que la respiration se ralentit. L'eau absorbée par l'estomac pénètre alors sans obstacle dans le sang artériel ; la sécheresse de la bouche disparaît, et la soif se dissipe tout d'un coup. La peau, tout à l'heure si sèche, devient le siége d'une transpiration abondante. Toute l'eau que le fébricitant avait introduite dans son tube digestif avec l'espoir de calmer sa soif, toute cette eau qui auparavant s'éliminait par le poumon à mesure de son absorption, s'élimine maintenant par les sueurs. Le malade ne crée pas d'eau, et s'il transpire abondamment, c'est qu'il a bu sans retenue. Souvent aussi la sueur change de réaction, et d'acide devient alcaline ; cela provient de ce que l'eau sortie des vaisseaux tient en dissolution les carbonates alcalins du sang qui corrigent l'acidité propre de la sueur.

L'urine éprouve des modifications semblables ; elle devient plus aqueuse, plus claire, moins odorante ; elle contient moins d'acide urique libre et plus d'urates alcalins, urates qui se précipitent aisément par le refroidissement et produisent ainsi les urines dites jumenteuses. Quelquefois même, chez les enfants surtout, l'urine rendue est alcaline. Tous ces phénomènes sont aisés à comprendre. L'eau qui passe du sang dans les reins contient en dissolution des sels alcalins ; ces sels neutralisent l'acide urique libre qui est sécrété dans les cellules épithéliales des canalicules rénaux, et forment ainsi les urates qui se précipiteront par le refroidissement. Quand, au contraire, le sang artériel manquait d'eau, les sels alcalins éliminés par les reins étaient en petite quantité ; ils ne pouvaient donc neutraliser tout l'acide urique libre des urines, qui présentaient alors une réaction bien plus acide qu'à l'état normal.

Le ralentissement de la respiration produit sur les sécrétions digestives un effet analogue. Il les rétablit en leur rendant l'eau qui leur manquait pendant le fort de la fièvre ; sous son influence, la salive devient plus fluide, la bouche s'humecte, la langue se déterge et l'appétit reparaît. Dans l'estomac, dans le duodénum, les sucs gastrique et pancréatique rendus plus fluides recommencent à couler, et la digestion redevient possible. En un mot, tous les accidents causés par la déshydratation du sang disparaissent avec cette déshydratation, et tout revient à l'état normal.

Frisson. — Les impressions sensitives, parties des tissus enflammés, ne se bornent pas à se réfléchir sur les nerfs artériels du cœur et des muscles respirateurs ; quand elles sont intenses ou qu'elles proviennent de certains organes privilégiés, elles se réfléchissent également sur les nerfs artériels des muscles volontaires et sur ceux de la peau. Il en résulte le phénomène du *frisson;* celui-ci se compose de deux symptômes distincts : le *frisson proprement dit* et l'*algidité*.

Le frisson proprement dit est constitué par le tremblement des membres, le claquement des dents, etc.; c'est un mouvement rhythmique très-rapide qui se produit spontanément dans les muscles de la vie animale et est tout à fait indépendant de la volonté. Il a la même nature que les contractions rhythmiques du cœur et des muscles respirateurs; comme ces contractions, il résulte d'actions réflexes qui se passent dans la moelle épinière ou dans le bulbe, et auxquelles le cerveau, siége de la volition, reste complétement étranger. De même que les battements du cœur et les mouvements respiratoires, le frisson est singulièrement favorisé par l'état anémique des muscles; aussi l'observe-t-on toutes les fois que cette anémie existe, qu'elle soit produite par une excitation des artères, comme dans le frisson de la fièvre ou qu'elle provienne d'un manque réel de sang, comme dans les frissons des hémorrhagies graves.

L'algidité est produite par des impressions sensitives qui se réfléchissent sur les artères de la peau, les font contracter et déterminent ainsi une anémie locale, apparente surtout à la face et aux extrémités. Par suite du ralentissement de leur circulation, ces parties se refroidissent et deviennent insensibles; elles diminuent de volume, au point que les anneaux tombent des doigts; enfin, elles pâlissent ou même se cyanosent quand il y a un arrêt complet du cours du sang. Bref, on observe tous les phénomènes qu'on produit expérimentalement en galvanisant les nerfs animant les artères de la face.

L'algidité s'accompagne d'un sentiment de froid très-intense; cependant, si on prend la température des malades sous l'aisselle, on trouve que cette température est plus haute qu'à l'état normal de 1° à 2°, ce qui n'est pas étonnant, puisque les malades atteints de frisson ont la fièvre et possèdent par conséquent la chaleur fébrile. Mais si dans l'algidité les fébricitants ont réellement plus chaud, pourquoi se plaignent-ils du froid? La raison en est bien simple, c'est que, tout en ayant chaud à l'aisselle où on prend leur température, ils ont réellement froid à la face et aux extrémités, où le sang ne circule plus, ainsi qu'on peut aisément s'en assurer par l'examen direct. Or, comme les nerfs sensibles de la figure, des pieds et des mains sont de beaucoup les plus nombreux et les plus importants, ils donnent la sensation d'un froid général intense. A l'état physiologique, il suffit d'avoir froid aux pieds pour se sentir gelé. Combien cette sensation doit-elle être plus marquée quand il s'y joint le froid des mains, du nez, des oreilles, etc. Dans l'algidité de la fièvre, il n'y a donc aucune erreur des sens, aucune perversion de la sensibilité. Cela est si vrai que souvent les malades, en même temps qu'ils se plaignent du froid, accusent une chaleur intense dans l'intérieur du corps, notamment à la rate. Ceux qui se trompent, ce ne sont pas les malades, mais bien les médecins qui prennent la température de l'aisselle, au lieu de mesurer celle de la face, des pieds et des mains.

Je puis maintenant vous donner une définition plus rigoureuse et plus générale de la fièvre : c'est un mouvement réflexe qui se réfléchit sur tous les nerfs artériels du corps.

En se réfléchissant sur les nerfs artériels du cœur, il produit l'accélération de la circulation.

En se réfléchissant sur les nerfs artériels des muscles respirateurs, il produit l'accélération de la respiration.

En se réfléchissant sur les nerfs artériels des muscles volontaires, il produit le frisson.

Enfin, en se réfléchissant sur les nerfs artériels de la face et des extrémités, il donne naissance à l'algidité.

Ces quatre mouvements réflexes ne se produisent pas avec la même facilité. Règle générale, les organes ressentent d'autant plus aisément le mouvement réflexe de la fièvre qu'ils appartiennent davantage à la vie organique et sont plus étrangers à la vie animale. Ainsi le cœur, dont les battements sont entièrement soustraits à l'empire de la volonté, et certainement le plus végétatif de tous nos muscles, le cœur est précisément l'organe qui présente avec le plus de force et de facilité le mouvement réflexe de la fièvre. Souvent même il est seul atteint. Il en résulte une fièvre particulière sans frisson, sans accélération de la respiration, mais s'accompagnant de sueurs profuses et d'urine jumenteuse. Telle est la fièvre du rhumatisme articulaire aigu.

Après le cœur, les organes qui éprouvent le plus le retentissement de la fièvre sont les muscles respirateurs, muscles dont les mouvements sont partie volontaires et partie involontaires, et qui appartiennent, pour ainsi dire, autant à la vie végétative qu'à la vie animale. Quand le cœur et les muscles de la poitrine sont seuls atteints par les impressions sensitives, il en résulte une fièvre spéciale caractérisée par l'absence de frisson et d'algidité.

Enfin les muscles volontaires, appartenant franchement à la vie animale, résistent à la fièvre et sont difficilement le siége des contractions involontaires du frisson ; et parmi eux, ceux qui frissonnent le plus aisément sont précisément ceux qui sont le siége de mouvements machinaux involontaires. Tels sont les muscles du dos et surtout ceux des mâchoires, qui sont toujours les premiers à frissonner, en produisant un claquement de dents caractéristique. Au contraire les muscles des membres, surtout ceux des extrémités supérieures, se montrent bien moins sujets au frisson.

Enfin la peau, celui de tous nos organes qui appartient le plus exclusivement à la vie animale, la peau est la dernière à ressentir le mouvement réflexe de la fièvre ; son algidité manque le plus souvent et ne s'observe guère que dans les frissons les plus intenses.

Les affections convulsives produites par des actions réflexes se transmettant le long des nerfs vaso-moteurs veineux, présentent un ordre d'invasion précisément inverse. Contrairement à la fièvre, elles respectent la vie végétative et troublent la vie animale. Le premier organe qu'elles envahissent, c'est la peau ; elles en suppriment la sensibilité et amènent ainsi la perte si caractéristique du sentiment.

Après la peau, les organes qu'elles affectionnent sont les muscles volontaires, surtout ceux appartenant plus particulièrement à la vie de relation, les muscles de la face et des membres, siége ordinaire des convulsions.

Après viennent les muscles respiratoires. Enfin, et tout à fait en dernière ligne, arrive le cœur, qui souvent même n'est pas atteint et continue à battre régulièrement.

Tous nos organes forment une sorte de série qui commence au cœur pour finir au cerveau, et où la vie va croissant d'intensité, depuis la vie végétative jusqu'à la vie animale pure.

Les affections fébriles remontent cette série; les affections convulsives la descendent.

Accès de fièvre. — La fièvre, a-t-on dit, est un mouvement réflexe des nerfs artériels. C'est une excitation générale du système nerveux des artères. Comme toute excitation, elle ne peut se prolonger indéfiniment, à la façon des paralysies; mais elle est limitée dans sa durée. Au bout d'un certain temps elle se termine spontanément, et c'est toute la durée comprise entre son commencement et sa fin qui constitue l'accès de fièvre. Chose importante, les différents éléments de la fièvre ne cessent pas tous simultanément, mais ils se dissipent dans l'ordre inverse où ils se sont produits, les premiers apparus étant les derniers à disparaître, et les organes qui ressentent le moins vivement l'excitation fébrile étant les premiers à se remettre de cette excitation et à revenir au repos.

Il suit de là que l'accès de fièvre est divisé en plusieurs périodes ou *stades*, terminés chacun par la cessation d'un des éléments de la fièvre, celle-ci s'y prenant pour ainsi dire à plusieurs fois pour se terminer.

Que se passe-t-il en effet dans un accès de fièvre complet et bien caractérisé, comme ceux des fièvres intermittentes? Au début, l'accélération du pouls, celle de la respiration, le frisson et l'algidité arrivent successivement et dans ce même ordre, mais coup sur coup. Tous ces phénomènes persistent pendant un temps variable, une heure au plus; puis les nerfs artériels de la peau et des muscles volontaires se fatiguent, leur excitation cesse, et avec cette excitation disparaissent le frisson et l'algidité. Cette disparition caractérise la fin du premier stade de la fièvre, le *stade de froid* ou *de frisson.*

La fièvre reste alors composée de deux éléments seulement, l'accélération de la circulation et celle de la respiration. La peau est chaude et sèche, la soif vive, les urines rares et acides. Mais, au bout d'une heure ou deux, ou davantage, les nerfs artériels des muscles respirateurs se fatiguent à leur tour et cessent d'accélérer la respiration; aussitôt le sang s'hydrate, la soif disparaît, la peau, couverte de sueur et siége d'une évaporation considérable, se rafraîchit; enfin, les urines plus abondantes deviennent sédimenteuses. Tous ces phénomènes, produits par le ralentissement de la respiration, signalent la fin du deuxième stade de la fièvre, le *stade de chaleur*.

La fièvre est alors constituée par un seul de ses éléments, l'accélération de la circulation. Tant que dure cette accélération, les sueurs persistent; mais, à la fin, les nerfs artériels du cœur se fatiguant aussi, le cœur ralentit ses battements et reprend son rhythme normal. La circulation redevient physiologique, la sueur cesse, la chaleur tombe, et le troisième stade de la fièvre, le *stade de la sueur*, se termine avec la fièvre elle-même.

SEPTIÈME LEÇON

5 décembre 1864.

Conditions de la fièvre. — Fièvre continue et intermittente.

Messieurs,

La fièvre, a-t-on dit, est un mouvement réflexe, se transmettant le long des nerfs artériels et amenant une accélération de la circulation et de la respiration. Ce mouvement réflexe, pour s'accomplir, a besoin de certaines conditions.

Ainsi, il faut d'abord que les impressions sensitives, qui viennent troubler l'équilibre de l'innervation, soient assez nombreuses et assez intenses pour amener un résultat visible. Autrement dit, pour qu'une inflammation provoque la fièvre, il faut qu'elle ait une certaine intensité et occupe une certaine étendue. Est-elle très-légère, est-elle plus intense, mais circonscrite dans un très-petit espace, elle ne s'accompagnera d'aucune réaction fébrile. C'est ce que confirme l'expérience de tous les jours.

Une autre condition, sinon indispensable, du

moins très-favorable au développement de la fièvre, c'est que les impressions sensitives proviennent de certains organes et arrivent à la moelle le long de certains nerfs.

Tous les nerfs sensitifs de l'économie ne communiquent pas avec les nerfs artériels d'une manière également facile. Pour les uns, cette communication est large, aisée et toute directe; pour les autres, elle est au contraire pénible, lointaine, et sujette à interruption. Or l'expérience apprend que les diverses inflammations, alors même qu'elles sont égales, sont loin d'allumer une fièvre également intense.

Tous les organes appartenant à la vie végétative, le cœur, le poumon, le tube digestif, les glandes, ne peuvent pas être enflammés, même légèrement, sans provoquer une forte réaction fébrile.

Les organes de la vie de relation, les os, les muscles, les articulations, les nerfs, la peau, les organes des sens, l'encéphale, nous présentent, au contraire, des inflammations peu ou point fébriles. Leurs lésions ont un autre caractère, elles sont douloureuses. Les impressions sensitives auxquelles elles donnent naissance ne se réfléchissent pas dans la moelle, mais elles pénètrent jusque dans le cerveau qu'elles émeuvent péniblement. Les inflammations des viscères de la vie organique sont au contraire peu ou pas douloureuses, à tel point que le malade ignore souvent leur existence.

C'est donc commettre une erreur grave que de confondre les impressions sensitives engendrant la fièvre avec les sensations douloureuses. Loin d'être identiques, ces deux sortes d'impressions seraient plutôt en antagonisme. La fièvre la plus intense, celle de la pneumonie, ne s'accompagne souvent d'aucune douleur, tandis que les douleurs les plus violentes, celles des névralgies, sont pour ainsi dire exemptes de fièvre. Sans doute, une fièvre intense peut exister avec des douleurs très-aiguës. Mais c'est là une simple coïncidence, et la douleur alors n'est point la cause de la fièvre, elle se borne à la compliquer. La douleur est un mouvement réflexe, qui pénètre dans le cerveau, d'où elle se réfléchit sur les nerfs moteurs des muscles volontaires. La fièvre est un mouvement réflexe qui reste limité à la moelle et qui se réfléchit sur les nerfs artériels des organes. Ces deux mouvements réflexes peuvent coexister, ils coexistent même très-souvent, mais sans jamais se confondre.

Une troisième condition indispensable à la production de la fièvre, c'est que le système nerveux ait conservé une certaine excitabilité et puisse transmettre à leur destination les impressions sensitives qu'il a reçues. Si les nerfs sensitifs ne conduisent pas bien les impressions, si la moelle épinière a perdu son pouvoir réflexe, si enfin les nerfs artériels refusent d'exciter les artères, la fièvre manquera ou sera peu développée, alors même que les inflammations seront très-intenses, très-étendues, et qu'elles occuperont les viscères de la vie organique. C'est ainsi que, chez les vieillards, dont l'excitabilité est si diminuée, la fièvre n'est jamais bien forte et qu'elle manque souvent, même dans la pneumonie ; cela est si vrai, que la plupart des morts, dites de vieillesse, sont tout simplement des pneumonies méconnues, par suite de l'absence de toute réaction fébrile.

Au contraire, chez les enfants dont l'excitabilité nerveuse est extrême, les inflammations légères provoquent une réaction fébrile intense, alors même qu'elles siégent dans des organes appartenant à la vie de relation. Je citerai, par exemple, la courbature des jeunes gens, congestion légère des muscles, qui, néanmoins, s'accompagne d'une forte fièvre.

Une quatrième condition de la fièvre, c'est que les muscles du corps aient conservé toute leur irritabilité et obéissent bien à l'excitation des nerfs. Si le tissu du cœur a perdu sa contractilité, si les muscles respirateurs et volontaires manquent d'énergie, il est clair qu'ils ne pourront point répondre à l'excitation des nerfs, et que la fièvre sera faible ou nulle, alors même que toutes les autres conditions, favorables à sa production, seraient assemblées.

Enfin, une dernière condition indispensable au développement de la fièvre, c'est que le sang contenu dans les vaisseaux soit en quantité suffisante et possède ses propriétés physiologiques. Comment, par exemple, le pouls pourrait-il devenir fort et développé si les artères étaient vides et le cœur exsangue?

Vous entendrez dire souvent que la fièvre est tantôt consécutive à l'inflammation, et que d'autres fois elle est primitive et précède l'existence des phénomènes inflammatoires. C'est là une erreur. La fièvre est toujours secondaire ; elle est toujours provoquée par un mouvement réflexe produit lui-même par une inflammation. Quand la fièvre paraît primitive ou comme on dit essentielle, c'est tout simplement qu'elle est due à des inflammations profondes méconnues ou mal appréciées.

Sans doute, dans la rougeole, la fièvre n'est pas due à l'éruption cutanée, qu'elle précède de plusieurs jours, mais elle provient de la conjonctivite, du coryza, de la bronchite, de l'entérite, qui signalent constamment les débuts de la maladie. De même dans la variole; la fièvre d'invasion n'y est pas produite par l'éruption, mais elle a pour cause la congestion du cerveau et de la moelle épinière, congestion qui se traduit au dehors par la céphalalgie et les douleurs lombaires. De même encore dans l'érysipèle, la fièvre n'y est pas la conséquence de l'éruption qu'elle précède constamment, mais elle est provoquée par l'embarras gastrique et la céphalée frontale qui existaient dès le début de la maladie, avant l'apparition du mouvement fébrile. De même pour toutes les fièvres dites primitives et essentielles; en cherchant bien, on trouve toujours à leur origine une inflammation ; cette inflammation, on la néglige quand on ne la méconnaît pas; on la trouve trop légère, trop bénigne, pour être la cause de la fièvre. Plutôt que de voir celle-ci produite par si peu de chose, on aime mieux la voir produite par rien; c'est là une singulière logique. Pour moi, j'aime mieux croire que, chez les sujets très-excitables, chez les enfants notamment, les inflammations les plus légères peuvent provoquer un mouvement fébrile intense. Cela est certainement vrai pour les lésions traumatiques légères, pour les blessures et les brûlures peu étendues. Pourquoi serait-ce faux quand il s'agit des inflammations non traumatiques?

Comment et pourquoi la fièvre se termine-t-elle? Évidemment par les causes contraires de celles qui la développent ou l'entretiennent.

La fièvre cesse lorsque les inflammations se guérissent ou lorsque sans se guérir elles diminuent d'étendue et d'intensité.

La fièvre cesse lorsque le système nerveux perd de son excitabilité et devient moins sensible aux impressions sensitives provenant des tissus enflammés.

La fièvre cesse lorsque le cœur, les muscles respirateurs ont perdu une partie de leur irritabilité et restent plus indifférents aux excitations du système nerveux.

Enfin, la fièvre cesse quand le sang s'est appauvri et qu'il est devenu moins apte à entretenir l'irritabilité du tissu musculaire.

L'inflammation est nécessaire pour exciter le système nerveux; l'excitabilité du système nerveux est nécessaire pour exciter le cœur et les muscles respiratoires; enfin, le sang est nécessaire pour entretenir l'irritabilité des muscles. C'est une véritable chaîne qui commence à l'inflammation et se termine au sang, et qui se brise dès qu'on supprime un de ses chaînons.

Les fièvres se divisent en deux grandes classes : les *continues* et les *intermittentes*.

Dans sa forme continue, la fièvre persiste sans interruption jusqu'à la convalescence ou l'agonie. Si les inflammations causes de la fièvre sont légères ou aisément curables, le mouvement fébrile dure peu et se termine au bout de quelques heures ou de quelques jours. Mais, lorsque les inflammations sont profondes, très-étendues et qu'elles n'ont aucune tendance à guérir, il n'en est plus de même. La fièvre persiste alors sans interruption pendant trois et quatre semaines ; elle ne cesse que lorsque les forces du malade sont complétement anéanties, lorsque le système nerveux épuisé n'a plus qu'une excitabilité obtuse, lorsque les muscles amaigris n'ont plus qu'une contraction languissante, lorsque enfin le sang appauvri suffit à peine à entretenir un reste de vie.

Cet épuisement général qui succède aux affections fébriles un peu prolongées prouve bien que la fièvre n'est pas une paralysie comme l'inflammation, mais une véritable excitation. Comme tous les phénomènes d'excitation, elle s'use par sa propre durée, et c'est pour cela qu'elle ne saurait se prolonger au delà de trois ou quatre semaines. Les phénomènes de paralysie sont bien différents ; n'entraînant aucune dépense, rien ne limite leur durée et ils peuvent se prolonger pendant des mois et des années.

Fièvre intermittente. — Elle est, comme vous le savez, constituée par des accès que séparent des intervalles d'apyrexie complète. Non-seulement aussitôt l'accès fini la circulation n'est plus accélérée, mais elle éprouve un véritable ralentissement ; le pouls, toujours plus faible qu'à l'état normal, est quelquefois plus rare ; enfin, il y a constamment de la faiblesse et de la sensibilité au froid, signe d'une sédation de la circulation. Cette sédation était importante à noter, car elle est, comme on va le voir, une des causes de l'intermittence.

Les fièvres intermittentes sont produites par des inflammations, des congestions ou des engorgements siégeant dans des organes déterminés, toujours les mêmes. Ces organes sont la rate, le foie, le poumon et l'urèthre ; ils ont pour caractère commun d'être très-vasculaires et très-rétractiles ; leur tissu est en même temps spongieux et élastique ; ils se laissent bien distendre par le sang, mais ils luttent contre le sang et s'en débarrassent avec la plus grande facilité ; ils ressemblent à des ampoules de caoutchouc qui se laissent aisément gonfler, mais se dégonflent tout aussi facilement. Cette structure spongieuse et rétractile de la rate, du foie, des poumons et de l'urèthre, est précisément la cause de l'intermittence.

En effet, supposons, pour fixer les idées, qu'il existe une paralysie des veines de la rate. Quand la circulation a son activité normale, le sang, pressant sur les veines paralysées, les dilate et produit un engorgement de la rate. Cet engorgement, à son tour, allume la fièvre, la circulation redouble d'activité, le sang distend de plus en plus la rate, qui s'engorge de plus en plus, et excite une fièvre de plus en plus violente. Mais bientôt, grâce à l'affaiblissement de l'excitabilité nerveuse et de l'irritabilité musculaire, la fièvre se ralentit un peu : alors l'engorgement de la rate commence à diminuer avec la même rapidité qu'il s'était accru. Bientôt même, à la fin de l'accès, lorsque la circulation se ralentit au-dessous de l'état normal, l'engorgement de la rate disparaît tout à fait, et avec lui toute cause de fièvre. Ce n'est pas cependant que la rate soit guérie ; loin de là, ses veines sont toujours paralysées, mais la dilatation de ces veines est rendue impossible par la rétractilité de l'organe, aussi longtemps du moins que la circulation est ralentie et la pression sanguine abaissée. La fièvre cessera donc pendant un certain temps, puisque sa cause, l'engorgement de la rate, a elle-même disparu.

Cependant, par l'effet du repos et de l'alimentation, le système nerveux, le cœur, les muscles respirateurs, reviennent de l'épuisement où les avait mis la fièvre : ils reprennent leur première vigueur, et bientôt la circulation a atteint son activité normale. Aussitôt la rate restée paralysée se regonfle, son élasticité cède à l'effort de la pression sanguine, son engorgement se reproduit, ramenant comme conséquence inévitable un nouvel accès de fièvre.

Naturellement l'intervalle d'apyrexie, séparant deux accès de fièvre intermittente, est d'autant plus prolongé que la sédation consécutive à l'accès est plus prononcée, et que les malades réparent moins rapidement leurs forces perdues. Cela nous explique pourquoi les fièvres quartes sont plus graves que les tierces, et celles-ci plus que les quotidiennes, quelques heures de repos suffisant dans la quotidienne pour réparer l'épuisement de la fièvre, tandis que la tierce exige un jour entier pour le même résultat, et la quarte deux jours.

Les fièvres périodiques sont des fièvres intermittentes se reproduisant à heure fixe. Cette périodicité de la fièvre est évidemment liée à celle de la veille et du sommeil. A leur début, les fièvres intermittentes retardent ou avancent, parce que les intervalles d'apyrexie ont plus ou moins de vingt-quatre heures. Mais bientôt elles se règlent, leur périodicité se met en harmonie avec celle de la veille et du sommeil, l'apyrexie s'abrége ou s'allonge un peu, et l'accès se reproduit tous les jours, tous les deux jours, ou tous les trois jours, à une heure toujours la même.

Ce qu'on a dit de la rate s'applique de tous points aux autres organes vasculaires et rétractiles. L'expérience montre en effet qu'ils peuvent être le point de départ de l'intermittence. Ainsi, dans les affections paludéennes, les accès sont produits par l'engorgement de la rate, du foie ou même du poumon. L'inflammation de ces trois organes, surtout des deux derniers, est également la cause de l'intermittence dans l'infection purulente. Dans la tuberculisation pulmonaire, c'est la lésion du poumon qui rend la fièvre périodique. Enfin les accès intermittents si curieux observés à la suite du cathétérisme sont dus à la lésion traumatique de la portion spongieuse de l'urèthre.

Les organes autres que la rate, le foie, le poumon et l'urèthre ne donnent jamais naissance à des fièvres d'accès, ce qui se comprend aisément, puisqu'ils manquent de l'élasticité indispensable à la production de l'intermittence. Bien plus, lorsque la rate vient à perdre sa rétractilité, elle produit aussi les fièvres continues, comme le ferait tout autre organe. Si la perte de rétractilité est complète, la fièvre est franchement continue sans trace d'intermittence. Si, au contraire, l'élasticité de la rate n'est qu'amoindrie sans être détruite, la fièvre est rémittente et présente seulement de temps en temps une certaine diminution sans véritable apyrexie.

Cela nous explique comment une même cause morbide, des effluves paludéens ou des matières septiques peuvent produire indifféremment des fièvres intermittentes, des fièvres rémittentes ou des fièvres continues. Quand la cause morbide agit faiblement et qu'elle se borne à paralyser les vaisseaux de la rate sans altérer l'élasticité de cet organe, la fièvre est franchement intermittente. Quand la cause morbide a altéré l'élasticité de la rate sans cependant l'anéantir complétement, la fièvre est rémittente, c'est-à-dire composée d'exacerbations et de rémissions sans apyrexie vraie. Enfin, quand la cause morbide a détruit complétement l'élasticité de la rate, celle-ci ne diffère plus en rien des autres organes et donne naissance à des fièvres parfaitement continues.

HUITIÈME LEÇON

9 décembre 1864.

Exsudats séreux. — Affections bilieuses.

Messieurs,

On donne le nom d'exsudats aux matières sorties du sang à travers les parois des capillaires. Toujours liquides au moment de leur élimination des vaisseaux, ces matières se solidifient souvent, une fois arrivées dans la trame des tissus. L'abondance des exsudats séreux, toutes choses égales d'ailleurs, est proportionnée à la pression du sang dans les capillaires. Peu considérables à l'état normal, ils sont au contraire très-abondants dans l'inflammation, parce qu'alors le sang distend les capillaires et presse avec force contre leurs parois.

Les exsudats diffèrent les uns des autres par leur constitution morphologique. On peut en compter cinq espèces différentes, savoir : 1° exsudats *séreux*, 2° exsudats *fibrineux*, 3° exsudats *purulents*, 4° exsudats *caséeux*, ou *tuberculeux*, 5° exsudats *goutteux*.

Exsudats séreux. — Ils sont constitués par la sérosité du sang, c'est-à-dire par de l'albumine plus ou moins étendue d'eau. A l'état physiologique, la sérosité du sang ne reste pas renfermée dans les vaisseaux, mais elle s'en échappe continuellement à travers les porosités des capillaires. Aussi les tissus sont-ils toujours humectés par une certaine quantité de sérosité. Cependant cette albumine, qui s'extravase si aisément, ne se montre jamais dans les sécrétions normales. L'urine, la bile n'en contiennent pas; quant à la salive, au lait, aux sucs gastrique et pancréatique, les matières albuminoïdes qu'ils renferment diffèrent notablement de celles du sang, et ne sont pas de l'albumine véritable.

La raison de ce fait est bien simple : l'albumine ne transsude pas dans les sécrétions, parce qu'elle est retenue dans le tissu des glandes par l'épithélium qui tapisse les canalicules sécréteurs. Cet épithélium glandulaire est un véritable épiderme qui se laisse bien traverser par l'eau du sang, mais refuse le passage à l'albumine. Cependant, dans certaines maladies, notamment dans l'affection des reins signalée par Bright, cet épithélium qui retenait l'albumine est altéré : il se détache des canalicules urinifères et tombe dans l'urine où l'on constate sa présence. Le tissu du rein se trouve alors mis à nu; il présente une excoriation, une plaie vive à la surface de laquelle l'albumine suinte sans obstacle, ce qui produit l'albuminurie. Le sang, cependant, qui perd constamment son albumine, devient de moins en moins visqueux, de plus en plus fluide; sa sérosité, traversant sans peine les capillaires, s'accumule dans le tissu cellulaire, et l'anasarque vient compliquer l'albuminurie.

Ainsi donc, à l'état normal, tous les tissus sont le siége d'exsudations séreuses physiologiques indispensables à la nutrition des éléments histologiques. Lorsqu'il y a inflammation, engorgement ou congestion, ces exsudations séreuses normales s'exagèrent et donnent lieu à des phénomènes morbides.

Dans la trame des tissus elles produisent de l'empâtement et une tuméfaction œdémateuse.

A la surface de la peau, elles soulèvent l'épiderme et donnent naissance à des phlyctènes. Celles-ci ont reçu un nom différent d'après leur dimension. Les plus petites sont les *sudamina;* les plus volumineuses forment les *bulles;* enfin, les moyennes, grosses environ comme une tête d'épingle, ont reçu le nom de *vésicules.*

La sérosité qui remplit les phlyctènes n'a pas toujours la même composition. Elle est d'autant plus riche en eau que les phlyctènes sont plus petites. Ainsi, les sudamina renferment de l'eau presque pure, tandis que les grosses bulles contiennent une sérosité très-visqueuse et très-riche en albumine. Voici la raison de ce phénomène : lorsque les exsudations sont très-aqueuses, elles s'infiltrent aisément à travers les couches de l'épiderme, et pénètrent sans obstacle jusqu'à la cuticule épidermique qu'elles ne peuvent traverser et qu'elles soulèvent. Comme cette cuticule est extrêmement mince, elle se rompt toujours avant que les sudamina aient pu grossir beaucoup, et c'est pour cette raison que ceux-ci sont toujours si petits. Quand, au contraire, la sérosité du sang est très-dense, très-visqueuse, très-albumineuse, elle ne peut plus s'infiltrer dans l'épaisseur de l'épiderme, mais elle le soulève en bloc. Or, comme la peau ainsi soulevée est très-résistante, elle se rompt difficilement, et la bulle peut prendre un volume considérable avant que de crever. Naturellement, les vésicules tiennent le milieu entre les sudamina et les bulles, aussi bien par l'épaisseur de l'épiderme soulevé, que par le degré de concentration de leur sérosité.

A la surface des muqueuses, les exsudats séreux soulèvent ou traversent aisément l'épithélium et donnent naissance, lorsqu'ils sont abondants, à des écoulements aqueux appelés *flux*. Quand ces flux coulent sur la peau, il arrive fréquemment qu'ils produisent une irritation assez vive sur leur passage. C'est ce qui a lieu par exemple à la joue dans l'ophthalmie, à la lèvre supérieure dans le coryza, et à l'anus dans la diarrhée. Cette action irritante de la sérosité est due à ses sels alcalins qui dissolvent les cellules épidermiques, et mettent le derme à nu. Elle n'est nullement la conséquence d'un vice des humeurs ou du sang. Loin de là, elle est une condition indispensable à la vie. Si la sérosité du sang n'était pas alcaline, on ne pourrait pas vivre un seul instant, et, lorsqu'on cherche d'une manière artificielle à acidifier le sang, la mort arrive bien longtemps avant qu'on ait réussi seulement à neutraliser ce liquide.

J'insiste sur ce point, parce que bien des médecins ont, sur le rôle de la sérosité dans les phénomènes vitaux, une idée tout à fait fausse. Voyant que cette sérosité est irritante, ils s'imaginent qu'elle est très-nuisible à la vie, et qu'il faut à tout prix en débarrasser les malades. Ils purgent donc constamment, s'applaudissant de la quantité de sérosité qu'ils font évacuer, et sans voir qu'ils spolient leurs malades d'un élément indispensable à la vie.

Affections bilieuses. — La sérosité du sang est colorée en jaune vert par deux matières colorantes, les mêmes que celles de la bile, la biliverdine et la bilifulvine. Ces deux matières se produisent dans le sang même, et c'est de là qu'elles passent dans les diverses sécrétions, notamment dans l'urine et surtout dans la bile, leur voie privilégiée d'élimination. Elles sont le résultat d'une transformation, d'une destruction de la matière colorante rouge des globules sanguins. Le doute à cet égard est impossible; en effet, dans les ecchymoses, lorsque les globules sanguins extravasés se détruisent et se résorbent, on voit les tissus d'abord rouges et noirs se décolorer en prenant des teintes jaunes et vertes dues évidemment à la production d'une certaine quantité de bilifulvine et de biliverdine.

On sait que les globules du sang ne durent pas indéfiniment, mais qu'ils se renouvellent et se détruisent sans cesse ; or, cette destruction spontanée des globules sanguins a précisément pour résultat de produire la bilifulvine et la biliverdine qui colorent le sérum, l'urine et la bile. Il suit de là que les matières bilieuses existant dans l'organisme sont exactement proportionnelles à la destruction des globules sanguins et servent de mesure à cette destruction.

Cela posé, on donne le nom d'affections bilieuses à toutes les maladies dans lesquelles il existe une production exagérée de biliverdine et de bilifulvine, et dans lesquelles par conséquent les globules sanguins se détruisent en plus grande quantité et plus vite que de coutume. Il faut bien se garder de confondre les affections bilieuses avec les maladies ictériques. Dans l'ictère, les matières colorantes de la bile ne sont pas produites en plus grande abondance, mais, cessant d'être éliminées par suite d'un arrêt de la sécrétion biliaire, elles s'accumulent dans le sang, colorent les urines et imprègnent tous les tissus. Dans les affections bilieuses, au contraire, la bile, bien loin d'être supprimée, déborde ; il y a des selles bilieuses, des vomissements bilieux. L'organisme, il est vrai, est imprégné de matières bilieuses comme dans l'ictère, mais il en évacue encore plus qu'il n'en conserve.

Mais c'est surtout par leurs symptômes et par leur gravité que les affections ictériques diffèrent des bilieuses. L'ictère n'est point une maladie grave. La présence de la bilifulvine et de la biliverdine dans le sang ne donne lieu qu'à des accidents légers, tels que la jaunisse, le prurigo, l'anorexie, la dyspepsie, etc. Jamais on ne meurt d'un ictère, et l'ictère grave des auteurs n'est pas un véritable ictère.

Les affections bilieuses sont au contraire très-dangereuses ; elles sont malignes, ataxiques, adynamiques ; elles s'accompagnent toujours d'une grande prostration des forces, et leur convalescence est des plus pénibles. Quelle est la cause de cette gravité ? Évidemment, ce n'est pas la présence de la biliverdine dans le sang, puisque cette présence ne produit que des accidents légers dans les ictères les plus intenses. Par elle-même, la biliverdine n'a aucune importance, mais elle est le symptôme d'une lésion très-grave, la destruction des globules sanguins ; sa production exagérée indique qu'une cause morbide puissante a agi sur le sang dont elle a détruit un grand nombre de globules. Cette destruction rapide du sang est déjà grave, mais ce n'est pas tout. Les agents morbides énergiques qui ont pénétré dans l'économie et y ont tué les globules sanguins, ces agents n'ont pas respecté les autres éléments histologiques ; ils ont aussi frappé les fibres musculaires, les cellules nerveuses, les tubes nerveux ; ils ont diminué ou même supprimé complétement l'irritabilité des muscles et l'excitabilité des nerfs. C'est là ce qui produit réellement la gravité des affections bilieuses, leur adynamie, leur malignité. Pourquoi meurt-on dans l'infection purulente, dans la fièvre jaune, dans l'ictère grave? Ce n'est pas assurément à cause de la jaunisse ; c'est parce que le système nerveux, le cœur, les muscles respirateurs, ont perdu leur excitabilité, frappés par un agent morbide formidable, et qu'ils cessent d'entretenir la circulation et la respiration, ces deux fonctions indispensables à la vie. La malignité n'est pas un vain mot ; ce n'est pas une abstraction s'attaquant à une autre abstraction, le principe vital ; c'est une lésion parfaitement localisée, parfaitement définie dans ses symptômes ; c'est une paralysie du système nerveux, c'est une paralysie du cœur et des muscles respirateurs, et c'est pour cela qu'elle est pernicieuse et qu'elle tue.

NEUVIÈME LEÇON

12 décembre 1864.

Fibrine du sang. — Phlegmasies et pyrexies.

MESSIEURS,

La fibrine du sang est une matière liquide de nature albuminoïde et spontanément coagulable. Elle diffère donc de la gélatine, qui se solidifie par le refroidissement ; elle diffère également de l'albumine, qui, elle, se coagule par la chaleur à 75 degrés environ. A vrai dire, la fibrine n'est qu'une albumine modifiée dont le point de coagulation est très-abaissé et est tombé à la température ordinaire ; ce qui le prouve, c'est que le froid empêche la fibrine de se coaguler. Mais, pour obtenir ce résultat, il ne suffit pas de prendre le sang ordinaire et de le mettre dans un mélange réfrigérant, car alors la fibrine se trouve solidifiée avant d'avoir été refroidie ; non, pour réussir, il faut refroidir le sang dans l'animal vivant lui-même ; il faut, par exemple, placer cet animal dans un milieu réfrigérant, ou, plus simplement, lui couper la moelle épinière au niveau de la septième vertèbre cervicale. Le sang tiré de ces animaux refroidis et maintenu lui-même à une température basse, ne se coagule plus, ou du moins se coagule bien plus lentement.

Dans le sang ordinaire, la fibrine, en se coagulant, emprisonne les globules, et forme avec eux un magma solide, le caillot. La rapidité de cette coagulation est variable, mais elle peut être mesurée approximativement à l'aide de la *couenne*. La couenne est une couche de fibrine pure et exempte de globules sanguins qui se forme à la surface du caillot; elle est due à la plus grande densité des globules sanguins : ceux-ci, étant plus lourds que le sérum, se précipitent vers le fond du vase avant que la fibrine soit prise, et laissent cette dernière former à la surface du liquide une couche parfaitement pure. Naturellement, plus la fibrine sera lente à se coaguler, plus les globules auront le temps de descendre et plus la couenne aura d'épaisseur.

Une fois tiré de la veine, le sang se coagule constamment au bout de quelques minutes, et cela malgré toutes les précautions possibles; cependant ce même sang, tant qu'il est contenu dans les vaisseaux, y demeure parfaitement liquide et ne s'y coagule jamais. On a conclu de ce fait que les parois des vaisseaux exerçaient sur la fibrine une action particulière, inconnue, et l'empêchaient de se coaguler. D'autres ont vu dans la coagulation du sang une véritable mort, et, disent-ils, si ce liquide reste fluide dans les vaisseaux, c'est uniquement parce qu'il est imprégné par la vie et qu'il se trouve soustrait à l'empire des lois physiques et chimiques.

Toutes ces opinions sont erronées : le sang n'est pas plus vivant dans les vaisseaux qu'à l'extérieur, sa fibrine se coagule dans l'intérieur du corps tout aussi vite et tout aussi fatalement que dans la palette du médecin. Cette coagulation n'est point un phénomène de mort; loin de là, elle est un acte essentiellement physiologique et tout à fait indispensable à l'accomplissement des phénomènes vitaux; c'est ce que démontrent clairement les considérations suivantes.

La fibrine qui est contenue dans le sang n'est pas toujours la même, mais elle est constamment renouvelée. A chaque instant, alors qu'elle est encore liquide, mais qu'elle va se coaguler, elle traverse les parois des capillaires, elle transsude dans les tissus, et elle est remplacée dans le sang par de la fibrine nouvelle encore éloignée du moment où elle se coagulera. On comprend maintenant pourquoi la fibrine du sang est toujours liquide, c'est qu'elle n'est jamais la même; au contraire, une fois dans la palette, la fibrine n'est plus renouvelée, elle reste toujours la même, et finit nécessairement par se solidifier. On peut comparer la coagulation spontanée de la fibrine à la solidification spontanée du plâtre qu'on vient de gâcher. En poursuivant cette comparaison, nos vaisseaux, toujours remplis d'un sang fluide, ressemblent au gâcheur qui a toujours entre ses mains du plâtre liquide dont il se débarrasse en faveur du maçon bien avant le moment de la solidification.

J'ai dit tout à l'heure que la fibrine du sang transsudait dans les tissus avant d'être coagulée; mais, une fois dans la trame des organes, elle se solidifie, comme elle l'eût fait partout ailleurs; seulement cette solidification n'est pas amorphe ou vaguement fibrillaire comme dans le caillot, elle est plastique. Sous l'influence des tissus vivants, la fibrine se solidifie en s'organisant; elle sert à la formation de nouvelles cellules, et cette solidification spontanée de la fibrine, bien loin d'être un phénomène antivital, est au contraire une condition favorable à la genèse des éléments histologiques.

J'ai comparé tout à l'heure la fibrine liquide à du plâtre frais gâché. En poursuivant cette comparaison, la fibrine coagulée au sein des tissus vivants et organisée en cellules, c'est le plâtre du mouleur qui est solidifié avec art, et devient des ornements, des statues, etc. La fibrine coagulée spontanément ou par le battage, c'est le plâtre qu'on abandonne à lui-même et qui forme des masses concrètes sans beauté et sans harmonie.

Tout ce que je viens de dire sur la fibrine, sur sa sortie des vaisseaux, sur son organisation en cellules, toutes ces théories sont prouvées par l'expérience. Si par exemple on analyse comparativement le sang qui entre dans un organe et celui qui en sort, on trouve que ce dernier est notablement plus pauvre en fibrine. Or, si la fibrine du sang a disparu en passant des artères dans les veines, c'est qu'apparemment elle a transsudé à travers les parois des capillaires. D'un autre côté, en expérimentant sur les divers organes, on trouve que c'est dans les glandes, le foie, les reins, etc., que cette disparition de la fibrine est le plus prononcée, tandis qu'elle est beaucoup plus faible dans d'autres tissus, dans les muscles par exemple. Que devient cette fibrine absorbée par les glandes ? La réponse est aisée : elle sert à former les cellules, constamment éliminées par les diverses sécrétions, les cellules de l'épiderme et des épithéliums, celles qu'on rencontre en abondance dans la bile, l'urine, la salive, etc. Il faut que le sang fournisse incessamment des matériaux à toutes ces sécrétions, et c'est pour cela qu'il se débarrasse constamment de son excès de fibrine et qu'il reste toujours liquide dans les vaisseaux.

Si le sang perd sans cesse sa fibrine, et que cependant il en renferme toujours la même proportion, il faut, de toute nécessité, qu'il reçoive à chaque instant autant de fibrine qu'il en a perdu. Cette fibrine du sang, d'où lui vient-elle? A cet égard, aucun doute n'est possible; elle provient de la lymphe. En effet, la lymphe renferme de la fibrine, elle est spontanément coagulable comme le sang, enfin elle se déverse continuellement dans le système sanguin, et il est clair que sa fibrine est destinée à remplacer celle que le sang perd à chaque instant. S'il en était autrement, le sang recevant toujours de nouvelle fibrine et n'en perdant jamais, finirait par contenir des proportions énormes de cette substance, ce qui n'arrive pas.

Mais la fibrine de la lymphe, d'où lui vient-elle? Évidemment de nos tissus, car la lymphe est un produit de résorption et emprunte à nos organes les principes qui la constituent. Mais pour que les tissus cèdent de la fibrine à la lymphe, il faut nécessairement qu'ils en contiennen eux-mêmes. Or, parmi nos éléments histologiques, il en est un, le plus important et le plus répandu de tous, la fibre musculaire, qui contient précisément une substance très-analogue à la fibrine et appelée *syntonine*. Cette syntonine est fluide pendant la vie; mais elle se coagule spontanément après la mort, et c'est cette coagulation qui produit le phénomène de la rigidité cadavérique. On a même avancé qu'on pouvait, à l'aide d'une forte pression, exprimer des muscles la syntonine encore liquide et non coagulée. J'ai tenté cette expérience sans succès; peut-être aussi n'avais-je pas employé une pression assez énergique. Quoi qu'il en soit, toujours est-il que les fibres musculaires contiennent une matière liquide spontanément coagulable, matière qui, à l'aide de légères modifications, est destinée à devenir la fibrine du sang.

Mais, dira-t-on, si les muscles contiennent réellement une sorte de fibrine, pourquoi ne se coagulent-ils pas et ne deviennent-ils pas rigides sur le vivant comme sur le cadavre? La réponse est aisée : la syntonine des muscles reste liquide pendant la vie, parce qu'elle est renouvelée comme celle du sang et qu'elle est remplacée à chaque instant par d'autre syntonine plus fraîchement fabriquée. Sur le vivant, la fibre musculaire crée de la syntonine, et, à peine créée, la cède aux lymphatiques. Avec la mort, cette création, cet échange, deviennent impossibles ; la syntonine contenue dans les muscles y reste et s'y coagule, et c'est là ce qui produit la rigidité cadavérique.

La syntonine des muscles est bien de la fibrine ; cependant elle diffère de celle du sang par un caractère important; sa coagulation est plus lente et exige plusieurs heures au lieu de quelques minutes. Quant à la fibrine de la lymphe, elle tient le milieu entre celle du sang et celle des muscles, et se coagule après la première et avant la seconde.

Il y a donc dans l'économie plusieurs variétés de fibrines : celle des muscles lentement coagulable ; celle des lymphatiques plus rapide à se solidifier, et enfin celle du sang plus prompte encore dans sa concrétion. Pour mieux dire, il n'y a qu'une seule fibrine d'autant plus rapidement coagulable qu'elle est plus âgée et qu'elle a fait un plus long séjour dans le sein des vaisseaux lymphatiques et sanguins. Bien plus il arrive assez souvent que le sang ou la sérosité des épanchements contiennent simultanément ces différentes fibrines inégalement coagulables. Ce sang, cette sérosité privés de leur fibrine par un premier battage, se recoagulent bientôt au bout de quelques heures. Si alors on enlève la nouvelle fibrine solidifiée, ils se recoagulent encore une seconde et même une troisième fois. Ce fait s'explique avec la plus grande facilité, si l'on admet que les liquides en question renferment plusieurs fibrines distinctes exigeant chacune un temps différent pour se coaguler.

A l'état physiologique, le sang contient environ 3 millièmes de fibrine constamment renouvelée, ce qui, par parenthèse, rapproche la fibrine des autres éléments du sang, les globules sanguins, l'albumine, l'eau, les sels, qui, eux aussi, sont renouvelés plus ou moins vite. Dans la fièvre, la quantité de fibrine contenue dans le sang se trouve accrue et atteint 4, 5, 6 millièmes et même davantage. Ce fait était facile à prévoir; il est dû à l'accélération de la circulation et de la respiration qui accompagnent la fièvre. En effet, en privant le sang de son eau et en supprimant les digestions, la fièvre diminue la masse du sang; elle fait un appel à la lymphe dont la circulation s'active et dont les produits viennent combler le vide des vaisseaux. La lymphe, à son tour, étant obligée de se former rapidement, résorbe les humeurs interstitielles des tissus, et notamment enlève aux fibres musculaires toute la fibrine qu'elles contiennent. Cette lymphe, riche en fibrine, se jette dans le sang, et c'est ainsi que celui-ci se trouve contenir des matériaux fibrineux en plus grande quantité que de coutume.

Notons ici que la fièvre, non-seulement augmente la proportion normale de la fibrine, mais qu'elle altère encore ce principe, qu'elle le rend moins rapidement coagulable et favorise ainsi très-manifestement la formation de la couenne. C'est là un fait connu de tous, et l'expliquer est facile. Dans la fièvre, l'accélération de la circulation lymphatique empêche l'élaboration convenable de la fibrine. Celle-ci, à peine sortie de la fibre contractile, est introduite dans le sang, où elle arrive avec le caractère propre à la fibrine musculaire, c'est-à-dire une plus grande lenteur à se coaguler. L'élévation de la chaleur fébrile qui accélère la coagulation de la fibrine, corrige bien un peu cette lenteur, mais ne suffit pas pour la faire disparaître. C'est pour cette raison que le sang de la fièvre est habituellement recouvert d'une couenne.

Phlegmasies et pyrexies. — Pour que la fièvre accroisse la fibrine du sang, il faut une condition indispensable : il faut que les fibres musculaires jouissent d'une santé parfaite et qu'elles produisent de la fibrine comme à l'état normal. Si en effet le tissu des muscles est malade, s'il a cessé de fabriquer de la fibrine, il est clair qu'il ne pourra pas céder à la lymphe et au sang un principe qu'il n'a pas lui-même. Il y aura donc deux espèces de fièvres : les unes dans lesquelles les fibres contractiles sont saines et fournissent au sang un excès de fibrine; les autres, où les fibres musculaires sont plus ou moins altérées et cèdent au sang de la fibrine en quantité ordinaire seulement, ou même en quantité moindre qu'à l'état normal.

Les premières fièvres sont celles qui accompagnent les *phlegmasies*, telles que la pneumonie, la bronchite, l'amygdalite, l'érysipèle, la pleurésie, le rhumatisme articulaire aigu, la péritonite, etc. Toutes ces maladies phlegmasiques ont pour caractère essentiel d'être *locales*. La cause morbide s'est bornée à agir sur l'organe malade, à en paralyser les vaisseaux, et elle a respecté parfaitement les autres tissus, notamment les fibres musculaires, qui continuent à se nourrir comme à l'état de santé, et qui produisent de la fibrine en abondance.

Les fièvres où il n'y a pas accroissement de la fibrine ont reçu le nom de *pyrexies;* ce sont les fièvres intermittentes, les fièvres éruptives, la rougeole, la scarlatine, la variole, le typhus, la fièvre typhoïde, la fièvre jaune, l'infection purulente, la fièvre puerpérale, le purpura, la peste, la morve, etc. Ce sont toujours des maladies générales; elles sont produites par des agents morbides qui non-seulement ont déterminé la lésion locale, cause de la fièvre, mais qui, de plus, ont agi sur le tissu musculaire, lui ont enlevé une partie de son activité et l'empêchent ainsi de sécréter de la fibrine en excès. Souvent même, lorsque les pyrexies sont graves, les fibres musculaires sont profondément atteintes et sécrètent de la fibrine en quantité moindre qu'à l'état normal. Dans ce cas, le sang ne possède plus que 1 ou 2 millièmes de fibrine et présente, quand il est coagulé, l'aspect diffluent de la gelée de groseille.

Cette distinction des maladies fébriles en phlegmasies et en pyrexies est capitale et a une grande portée clinique. A égalité de lésion, les pyrexies sont toujours beaucoup plus graves que les phlegmasies. Elles s'accompagnent plus aisément d'adynamie, ont des convalescences plus pénibles et se terminent plus fréquemment par la mort. Est-ce a non-augmentation de la fibrine du sang dans les pyrexies qui produit cette différence? Evidemment non. Par lui-même, ce phénomène n'a aucune importance; mais il est le signe d'une lésion grave du tissu musculaire. Or, ce tissu musculaire est ce qui nous fait vivre; c'est lui qui entretient la circulation et la respiration et, lorsqu'il est atteint, on peut dire avec les anciens que les forces vitales sont atteintes.

La fièvre n'est pas la seule cause qui accroisse la proportion de la fibrine dans le sang. Cette lésion s'observe également dans des états parfaitement apyrétiques, dans l'anémie, la chlorose, les hémorrhagies, la dyspepsie, etc. Mais elle est alors produite encore par le même mécanisme que dans la fièvre. En effet, toutes ces maladies diminuent la masse du sang, soit directement, soit en supprimant les digestions. Elles accélèrent donc la circulation lymphatique et déterminent une résorption plus abondante de la fibrine contenue dans les fibres musculaires, mais à une condition cependant, c'est que ces fibres soient bien saines et qu'elles puissent sécréter l'excès de fibrine qu'on leur demande.

On a dit que l'accroissement de fibrine dans l'anémie était relatif; qu'il tenait non à une augmentation réelle de la fibrine du sang, mais à une diminution de ses globules. Dans les phlegmasies, au contraire, dit-on, l'accroissement de la fibrine est absolu. Je n'admets nullement cette distinction, qui repose sur un dosage vicieux du sang, dosage consistant à comparer les éléments de ce liquide entre eux, au lieu de les comparer au sang lui-même. Dans l'anémie, assure-t-on, la fibrine n'a pas varié, mais ce sont les globules sanguins qui ont diminué. On pourrait dire avec tout autant de raison que les globules n'ont pas changé, mais que c'est l'eau et la fibrine qui se sont accrues. Pour être conforme à la vérité, il faut se borner à dire : le sang contient tant pour 100 de fibrine, tant pour 100 d'eau, tant pour 100 de globules. Or, en procédant ainsi, on trouve dans l'anémie un véritable accroissement de la fibrine du sang.

DIXIÈME LEÇON

16 décembre 1864.

Lymphe plastique. — Exsudats fibrineux. — Diphthérite. — Thromboses et embolies.

MESSIEURS,

A l'état physiologique, la fibrine enlevée des vaisseaux sert à former les cellules des diverses sécrétions. Elle a encore un autre usage; c'est elle qui, dans les plaies, constitue la partie utile de la lymphe plastique; c'est elle qui s'organise en vaisseaux, en cellules conjonctives, et qui fournit ainsi les matériaux des nouveaux tissus. Il est inutile d'ajouter que dans ce cas la fibrine joue le rôle d'un simple aliment, et que les véritables organes formateurs des nouvelles cellules sont les éléments histologiques des lèvres de la plaie. Trouvant à leur disposition de la fibrine en plus grande abondance, ces éléments en profitent; ils se nourrissent avec excès; ils deviennent le siége d'une végétation luxuriante, et c'est pour cela qu'ils se multiplient et forment de nouveaux tissus. La preuve qu'il en est ainsi, c'est que toute formation nouvelle cesse lorsque les lèvres de la plaie ont été contuses et que leurs éléments histologiques ont perdu leur vitalité, et cela alors même que la lymphe plastique abonde et possède toutes ses propriétés physiologiques.

Cependant, si la fibrine exsudée des vaisseaux ne peut pas s'organiser spontanément en tissus, elle a une grande importance comme élément de nutrition, et suivant qu'elle est plus ou moins plastique, les tissus nouvellement formés sont eux-mêmes doués d'une vitalité plus ou moins grande.

Ainsi, quand la lymphe plastique est normale, quand la fibrine du sang est rapidement coagulable, lorsqu'elle possède toute sa plasticité par suite d'un long séjour dans l'intérieur des voies lymphatiques; dans ce cas, les tissus nouvellement formés sont identiques aux anciens, et la réunion des plaies a lieu immédiatement par première intention et pour ainsi dire à l'aide d'un collage physiologique.

Mais, lorsque la fibrine du sang est moins coagulable, lorsqu'elle manque de plasticité et qu'elle n'a pas reçu dans le sein de l'économie une élaboration suffisamment prolongée, dans ce cas la lymphe des plaies perd en partie ses propriétés formatrices; les nouveaux tissus qu'elle forme ne sont pas tout à fait physiologiques; ils ne se réunissent pas par première intention, mais ils végètent, ils bourgeonnent, ils s'hypertrophient sans avoir aucune tendance à s'agglutiner. Quand enfin la guérison a lieu, c'est par cicatrisation, c'est-à-dire par interposition entre les lèvres de la plaie d'un tissu conjonctif spécial, privé de vaisseaux et doué d'une faible vitalité.

Lorsque enfin la fibrine manque dans les exsudations ou qu'elle a perdu toute plasticité, dans les fièvres graves par exemple ou dans les cachexies, la lymphe organisable fait défaut. et les plaies n'ayant aucune tendance à la guérison restent dans le même état ou même s'agrandissent par une nouvelle ulcération.

Cette théorie de la lymphe plastique explique pourquoi certains sujets voient toutes leurs plaies se guérir par première intention, tandis que les autres n'obtiennent jamais ce résultat, quelle que soit l'habileté du pansement. Les individus dont les plaies guérissent par première intention sont ceux qui possèdent beaucoup de sang, ceux dont la circulation lymphatique est lente, et enfin ceux dont les fibres musculaires fonctionnent énergiquement et fournissent au sang une fibrine bien élaborée. On a reconnu là les signes du tempérament sanguin caractérisé précisément par l'abondance du sang, et par la facilité, l'énergie et la rapidité des mouvements musculaires. Au contraire, les plaies ne guérissent jamais par première intention quand le sang est peu abondant, quand la circulation lymphatique est accélérée, et enfin quand le système musculaire manquant de vitalité ne produit qu'une fibrine imparfaitement plastique. Ce sont là les attributs du tempérament scrofuleux, caractérisé comme on sait par le peu d'abondance du sang et par la faiblesse et la lenteur de la contraction musculaire.

Ma théorie de la lymphe plastique explique encore pourquoi les vastes plaies, celles des amputations par exemple, ne guérissent pour ainsi dire jamais par première intention, alors même qu'elles sont pratiquées sur des sujets sanguins et que les tissus divisés sont parfaitement affrontés. C'est que les plaies un peu grandes s'accompagnent d'hémorrhagies qui diminuent la masse du sang; de plus, elles allument une fièvre intense; ces deux conditions réunies accélèrent la circulation lymphatique; elles font pénétrer dans le sang une masse de fibrine incomplétement élaborée, et elles diminuent ainsi la plasticité de la lymphe exsudée à la surface de la plaie. Je n'en dis pas davantage pour le moment, ce sujet de la guérison des plaies par première et seconde intention devant être repris bientôt lorsque je ferai l'histoire de la suppuration.

Exsudats fibrineux. — Au lieu d'être utilisées à former de nouveaux éléments histologiques, il arrive souvent que les exsudations fibrineuses restent sans emploi; elles se solidifient alors d'une manière amorphe, sans présenter aucune trace d'organisation et en ressemblant tout à fait à la couenne fibrineuse du caillot sanguin. Tantôt la fibrine exsudée se coagule dans la trame même des tissus où sa solidification produit une induration fibrineuse de l'organe. Lorsque la fibrine ainsi coagulée est peu abondante, lorsqu'elle ne remplit pas complétement les mailles des tissus, qu'elle ne supprime ni la circulation interstitielle, ni la nutrition des éléments histologiques, elle est sans grande gravité. Au bout de quelques jours, la fibrine solidifiée se désagrége, elle se résout en granulations, puis elle se liquéfie et est reprise entièrement par l'absorption.

Mais, quand les exsudats fibrineux sont très-abondants, lorsqu'ils remplissent toutes les mailles des tissus comme le ferait du plomb fondu, alors ils suppriment la circulation interstitielle, ils arrêtent le mouvement nutritif des éléments histologiques et déterminent rapidement leur gangrène.

Telles sont les conséquences diverses de l'induration fibrineuse qu'il faut bien se garder de confondre avec les indurations hypertrophique et hyperplasique. Celles-ci sont formées, non par des concrétions amorphes de fibrine, mais par une multiplication ou un accroissement de volume des éléments histologiques, et particulièrement du tissu conjonctif. La distinction de ces deux sortes d'indurations n'est pas toujours aisée à faire sur le malade; cependant, on peut dire que l'induration hyperplasique est généralement plus lente à se former et aussi plus lente à disparaître que l'induration de nature fibrineuse.

D'autres fois, les exsudations fibrineuses ne se coagulent pas dans la trame des tissus, mais elles suintent à la surface de la peau des muqueuses et des séreuses, et elles s'y concrètent en formant des fausses membranes. Tantôt ces fausses membranes sont lâchement unies aux parties sous-jacentes et se laissent enlever avec la plus grande facilité. D'autres fois elles sont très-adhérentes et font corps pour ainsi dire avec les tissus, dont on ne peut les détacher sans produire de la douleur et faire couler du sang. Cela provient de ce que l'exsudation fibrineuse s'est coagulée, partie à la surface de la membrane, et partie dans sa trame même. La fausse membrane englobe alors dans sa portion profonde des vaisseaux, des nerfs, du tissu conjonctif, de même que la couenne du caillot emprisonne des globules sanguins dans sa partie qui touche au sang. Or, il est clair que des fausses membranes ainsi constituées doivent être très-adhérentes et qu'on ne peut les enlever sans léser quelques nerfs et détruire quelques vaisseaux, d'où la douleur et l'hémorrhagie. Ces fausses membranes adhérentes sont du reste toujours plus dangereuses que celles qui se détachent facilement. La raison, c'est qu'elles s'accompagnent aisément de gangrène et de résorption putride, et que de plus elles annoncent toujours une certaine paralysie du cœur qui n'a plus la force de pousser les exsudations fibrineuses à la surface des membranes et les laisse se coaguler en chemin.

Les conditions nécessaires à la formation des fausses membranes sont au nombre de quatre.

D'abord il faut que le sang contienne de la fibrine et qu'il la laisse suinter hors des vaisseaux. Toutes choses égales d'ailleurs, les fausses membranes seront d'autant plus épaisses et se renouvelleront d'autant plus rapidement que le sang sera plus riche en principes fibrineux.

En second lieu, il faut qu'il existe des paralysies vasculaires qui favorisent la sortie de la fibrine et la localisent dans certains points, sans cela l'exsudation fibrineuse étant répartie également entre tous les vaisseaux du corps ne sera nulle part assez abondante pour produire de véritables fausses membranes. Naturellement, toutes choses égales d'ailleurs, plus les inflammations seront intenses et plus les fausses membranes seront épaisses et fréquemment renouvelées.

En troisième lieu il faut que la fibrine traverse ou soulève les couches d'épithélium qui recouvrent les diverses membranes, et plus les épithéliums seront minces et perméables, plus il sera facile aux exsudats fibrineux de se produire.

Enfin il faut que la fibrine exsudée à la surface des membranes s'y concrète à l'état amorphe et qu'elle n'y soit pas employée à faire des cellules épithéliales ou d'autres éléments histologiques. Cette transformation de la fibrine exsudée en cellules n'a jamais lieu à la surface des séreuses, parce que l'épithélium de ces membranes est très-mince, que souvent même il manque et qu'il n'a aucune tendance à se multiplier. Aussi les inflammations de séreuses présentent-elles toujours la forme pseudo-membraneuse. Mais à la surface de la peau et des muqueuses il n'en est plus de même. Là, il existe des cellules épithéliales qui ont une grande tendance à absorber la fibrine exsudée et à lui donner la forme de cellules. C'est surtout à la peau et sur la muqueuse intestinale que cette prolifération des cellules épithéliales est le plus prononcée, aussi est-ce là que les fausses membranes se forment avec le plus de peine. Les cellules vibratiles de la muqueuse respiratoire ont une tendance bien moindre à absorber la fibrine et à se multiplier; c'est ce qui explique pourquoi cette muqueuse est le siége privilégié des fausses membranes.

En résumé, une inflammation quelconque d'une membrane quelconque s'accompagne toujours d'une exsudation de fibrine (pourvu bien entendu que le sang en contienne) ; mais cette fibrine exsudée peut se montrer sous deux formes différentes. Tantôt elle est amorphe, et constitue alors les fausses membranes des séreuses enflammées et des diphthérites. D'autres fois, au contraire, elle est organisée sous forme de cellules. Elle produit alors l'exfoliation épidermique des fièvres éruptives, les écoulements muqueux des inflammations catarrhales, les matières caséeuses des angines pultacées, etc. La différence est grande entre les deux sortes d'exsudations et elle est jugée souverainement par l'examen microscopique.

DIPHTHÉRITE. — Pourquoi la peau et surtout les muqueuses des voies respiratoires peuvent-elles présenter deux sortes d'exsudats et pourquoi la fibrine suintant à la surface de ces membranes est-elle tantôt amorphe et tantôt organisée ? Autrement dit, pour donner à la question une forme toute pratique, pourquoi y a-t-il des inflammations simples et des inflammations diphthéritiques? Quelle est la cause spécifique de ces dernières?

Je puis répondre à cette question. Les inflammations des muqueuses présentent la forme pseudo-membraneuse toutes les fois qu'une cause morbide très-intense a agi sur les cellules épithéliales de ces muqueuses, qu'elle les a tuées ou gravement endommagées, et qu'elle leur a enlevé, au moins pour quelque temps, la faculté d'absorber la fibrine et de la transformer en cellules.

La médecine expérimentale confirme cette proposition. On peut aisément produire des diphthérites artificielles en appliquant sur la peau ou les muqueuses des substances très-irritantes qui désorganisent profondément les cellules épithéliales, telles que le chlore. l'huile cantharidée ou même simplement une température un peu élevée. Nul doute que les croups et les angines diphthéritiques naturelles ne soient produites de même par l'absorption de matières septiques qui altèrent les cellules épithéliales des voies respiratoires, leur enlèvent leur force de prolifération et les mettent ainsi dans l'impossibilité de modifier et d'organiser la fibrine exsudée.

Mais pourquoi ces affections diphthéritiques sont-elles si dangereuses et entraînent-elles si fatalement la mort? Évidemment ce n'est pas à cause de la lésion des cellules épithéliales. Qu'importe à la santé que quelques cellules épithéliales aient perdu leur vitalité ou même qu'elles aient été complétement détruites. Est-ce à cause de la production des fausses membranes? Sans doute ces fausses membranes ont leurs dangers; elles asphyxient dans certains cas; d'autres fois elles produisent des affections gangréneuses suivies d'infections putrides. Mais ces accidents ne peuvent pas expliquer tous les cas de mort, notamment ceux où la diphthérite épidémique tue en quelques heures d'une manière foudroyante et avant que les fausses membranes aient eu le temps de se produire.

Non, la vraie cause de la gravité de la diphthérite c'est que l'agent septique qui altère si profondément les cellules épithéliales des voies respiratoires ne respecte pas les autres éléments histologiques de l'organisme. Il est absorbé, il pénètre dans le sang et va paralyser le cœur et les muscles de la poitrine. Le chlore, lorsqu'il est respiré, produit une bronchite pseudo-membraneuse sans gravité parce que cet agent ne peut pas pénétrer dans le sang sans être aussitôt transformé en un chlorure alcalin inoffensif. Mais, supposez que le chlore puisse être absorbé en nature et qu'il aille irriter le tissu du cœur et des autres muscles, et vous aurez une diphthérite artificielle aussi grave, aussi foudroyante que celles provoquées par les matières septiques des épidémies.

On peut maintenant répondre à quelques questions restées jusqu'à présent sans solution. Pourquoi les affections pseudo-membraneuses sont-elles si insidieuses et s'accompagnent-elles de symptômes inflammatoires locaux habituellement médiocres et tout à fait disproportionnés avec la gravité du mal? C'est que les matières septiques engendrant la diphthérite agissent superficiellement sur les muqueuses, comme le ferait par exemple le nitrate d'argent. Elles lèsent profondément les cellules épithéliales et paralysent à peine les vaisseaux sous-jacents. De plus, dans les cas les plus graves, la paralysie du cœur, provoquée par l'intoxication diphthéritique, ralentit la circulation générale et diminue notablement la violence des symptômes inflammatoires.

Autre question. Pourquoi les angines simples, les bronchites simples, ne sont-elles pas pseudo-membraneuses, alors pourtant que la fibrine du sang est notablement accrue et monte jusqu'à 10 millièmes? C'est que, dans ces maladies, les cellules épithéliales des bronches et des amygdales sont parfaitement intactes, et qu'elles transforment intégralement toute la fibrine exsudée en concrétions caséeuses, en mucosités, en crachats. Au contraire, dans les pyrexies, où la fibrine n'est jamais augmentée, où souvent même elle est diminuée, les inflammations diphthéritiques sont fréquentes. Observées souvent dans la rougeole, la scarlatine, la fièvre typhoïde, elles sont de règle dans les pustules de la variole. La raison, c'est que les pyrexies sont des affections générales; elles sont produites par des agents toxiques qui ont pénétré dans le sang et ont agi sur tous les éléments histologiques, notamment sur les cellules épithéliales auxquelles ils ont enlevé le pouvoir de se multiplier. Dans les pyrexies compliquées de diphthérite, le sang contient, il est vrai, très-peu de fibrine; mais toute cette fibrine est exsudée sous la forme de fausses membranes, sans qu'une seule parcelle donne naissance à des cellules.

Enfin, dernière question, pourquoi les affections pseudo-membraneuses atteignent-elles de préférence les jeunes sujets? C'est que les enfants ont leurs éléments histologiques bien plus délicats que ceux des adultes. Leurs cellules épithéliales ne résistent pas à l'influence des agents septiques, qui sont bravés impunément par les cellules épithéliales des grandes personnes. Là où ces dernières sont indemnes ou frappées légèrement, ils sont, eux, atteints profondément et succombent.

Thromboses et embolies. — Dans quelques cas, la fibrine du sang se coagule, non plus dans les tissus ou à la surface des membranes, mais dans l'intérieur des vaisseaux.

Tantôt cette coagulation de la fibrine est générale et a lieu dans toute l'étendue du système sanguin. C'est ce qui a lieu constamment à la fin de l'agonie, et cette coagulation du sang est même la cause habituelle de la mort. D'autres fois, la solidification de la fibrine est partielle et localisée dans quelques vaisseaux. Tantôt elle a lieu dans les artères, comme on l'observe dans les anévrysmes et dans quelques cas de gangrène sénile. D'autres fois, elle occupe les gros troncs veineux et produit l'affection connue sous le nom de *phlegmatia alba dolens*.

Enfin les caillots formés dans certains points des voies circulatoires peuvent être divisés, puis lancés avec le sang dans les artères, où ils deviennent la cause de nouveaux accidents, ce sont les *embolies*.

Je n'insisterai pas davantage sur tous les accidents produits par la coagulation de la fibrine dans les vaisseaux. Je me bornerai seulement à indiquer la cause commune de tous ces phénomènes morbides. Cette cause, on l'attribue souvent à une altération du sang. C'est une erreur. Le sang n'est nullement altéré, et s'il se coagule, c'est en vertu même de ses propriétés physiologiques. La thrombose, qu'elle soit générale ou localisée à quelques vaisseaux. est due à une cause unique, le ralentissement général ou local de la circulation.

En effet on sait que le sang normal contient une fibrine spontanément coagulable et que, pour rester fluide, il faut qu'il se débarrasse incessamment de sa fibrine. Quand une même fibrine est restée dans le sang un quart d'heure, une demi-heure tout au plus, elle se coagule nécessairement et produit une thrombose. Si donc, la circulation est assez ralentie pour que la fibrine ne soit pas exsudée dans le temps voulu, elle se coagulera au sein des vaisseaux.

L'analyse des accidents ci-dessus énumérés montre en effet qu'ils sont dus à un ralentissement de la circulation produit par des causes diverses. Tantôt c'est une stagnation du sang dans une dilatation anévrysmatique; d'autres fois c'est le manque d'élasticité d'une artère ossifiée; d'autres fois c'est une paralysie des veinules; d'autres fois c'est une compression mécanique d'un gros tronc veineux; d'autres fois enfin, c'est la paralysie du cœur lui-même qui amène l'arrêt général de la circulation. On le voit, partout une même cause produit un même résultat, et il ne saurait rester aucun doute sur l'étiologie de ces diverses maladies.

ONZIÈME LEÇON

19 décembre 1864.

Leucocytes. — Génération spontanée. - Leucémie. Leucocytose.

MESSIEURS,

Le pus est un liquide séreux tenant en suspension des globules blancs dits *leucocytes ;* ces globules blancs du pus sont identiques à ceux de la lymphe et du sang, et, comme on le verra bientôt, ils ont la même origine. Aussi, avant de faire l'histoire des leucocytes du pus, convient-il de faire celle des leucocytes du sang et de la lymphe.

Les globules blancs du sang proviennent évidemment de la lymphe, qui les déverse continuellement dans les deux veines sous-clavières. Quant aux globules de la lymphe, ils prennent naissance dans l'intérieur même des voies lymphatiques, où ils se forment de toutes pièces. Les matières plastiques employées à cette formation paraissent être d'abord la fibrine musculaire, et en second lieu une matière caséeuse particulière, sécrétée par les glandes lymphatiques, la rate, le corps thyroïde et les follicules clos de l'intestin. On sait que tous ces organes ont pour caractère commun de contenir des cellules particulières renfermant une matière albuminoïde spéciale ; c'est cette matière albuminoïde qui, étant résorbée et pénétrant dans les lymphatiques, s'y trouve employée à la formation des leucocytes. Ce qui le prouve, c'est que, dans la *leucémie*, maladie caractérisée par une production exagérée des globules blancs, on observe constamment une hypertrophie de la rate et des glandes lymphatiques. Quoi qu'il en soit de cette hypothèse. toujours est-il que les leucocytes se forment dans l'intérieur des vaisseaux lymphatiques à l'aide de matières albuminoïdes quelconques. Là-dessus il ne saurait y avoir aucune contestation.

Les globules blancs de la lymphe jouent dans l'économie un rôle extrêmement important; ils donnent naissance aux globules rouges du sang. Arrivés dans ce liquide, ils se rompent, leurs noyaux sont mis en liberté, et ce sont ces noyaux qui en rougissant et en augmentant de volume forment les globules du sang.

Cette assertion repose sur plus d'un fait. D'abord. chez les animaux, les chiens notamment. on peut constater directement cette transformation de la lymphe en sang. Il suffit de mettre à nu leur canal thoracique ; on le trouve rempli d'un liquide ayant une teinte rosée très-manifeste. Or, cette teinte rosée provient évidemment de ce que les leucocytes commencent déjà à se transformer en globules rouges avant même d'être arrivés dans le sang.

En second lieu, on trouve parfois dans le sang de grandes cellules renfermant plusieurs globules sanguins. Tout porte à croire que ces grandes cellules sont d'anciens leucocytes qui ne se sont pas rompus et dont les noyaux ont subi sur place leur transformation en globules rouges.

D'un autre côté, on sait que toutes les cellules du corps contiennent dans leur intérieur un ou plusieurs noyaux. Les globules du sang seuls font exception à cette loi. Cette exception se comprendra aisément, si l'on admet que ces globules ne sont pas de véritables cellules, mais seulement des noyaux de cellules mis en liberté.

Enfin, jusqu'à présent on n'a point indiqué la fonction des globules de la lymphe; il est certain cependant qu'ils en ont une, et il est difficile d'en trouver une plus naturelle et plus utile que de former les globules du sang.

J'ai dit tout à l'heure que les leucocytes se formaient de toutes pièces, dans les lymphatiques, par l'organisation de matières plastiques leucocygéniques. Il est clair que cette production des globules blancs n'est pas instantanée, mais exige un certain temps pour s'accomplir. Lorsque la circulation de la lymphe est normale, c'est-à-dire très-lente, les leucocytes ont tout le temps nécessaire pour se former dans l'intérieur des vaisseaux lymphatiques. Mais, lorsque le cours de la lymphe est accéléré, il n'en est plus de même; alors les matières leucocygéniques traversent toute l'étendue des voies lymphatiques ; elles arrivent dans le sang sans avoir eu le temps de s'organiser, et c'est seulement dans l'intérieur des vaisseaux sanguins qu'elles peuvent se concréter et donner naissance aux leucocytes. Supposons maintenant une rapidité plus grande encore des circulations lymphatique et sanguine, les matières leucocygéniques n'auront plus le temps de se concréter dans l'intérieur des voies circulatoires, elles arriveront à l'état liquide dans les capillaires, elles en traverseront les parois et se trouveront exsudées dans les tissus; là elles s'organiseront en toute liberté et donneront naissance à des leucocytes absolument semblables à ceux du sang et de la lymphe, sauf un point, c'est qu'ils se seront formés à l'extérieur des voies circulatoires. Ces leucocytes, nés au dehors du sang et de la lymphe, sont les globules de pus.

Cette genèse des globules du pus n'est nullement une génération spontanée. Sans doute, ces globules se forment de toutes pièces par la simple concrétion d'une matière leucocygénique; mais cette matière leucocygénique, pour devenir apte à engendrer un leucocyte, a dû elle-même être absorbée, modifiée et assimilée par un autre leucocyte préexistant, et c'est précisément parce qu'elle a subi cette assimilation qu'elle donne naissance à un leucocyte et non à un autre élément histologique. Les globules de pus sont donc véritablement engendrés par ceux de la lymphe, seulement cette génération n'a pas lieu au contact; elle a lieu à distance, à l'aide de matières liquides, de germes liquides si l'on veut, qui, une fois créés, se développent spontanément et sans qu'il y ait besoin d'une nouvelle intervention du leucocyte.

Génération spontanée — La théorie de la génération des globules du pus s'applique à toutes les générations dites spontanées. On a comparé la formation des cellules à la cristallisation des substances inorganiques, et l'on a eu raison. Or, dans toute cristallisation, il y a deux choses à considérer : 1° la formation, la création de la matière cristallisable ; 2° la formation du cristal. Cette seconde opération est toute spontanée et toute fortuite; elle se réalise avec facilité toutes les fois que la matière cristallisable se trouve dans des conditions favorables de température et de concentration. Quant à la création même de la matière cristallisable, c'est tout autre chose ; pour la réaliser, il a fallu des circonstances très-complexes et nullement fortuites ; il a fallu que les éléments de cette substance se rencontrassent dans des conditions déterminées et se combinassent ensemble dans des proportions définies. Un enfant peut faire cristalliser une substance, mais pour la produire il faut un chimiste.

Il se passe quelque chose d'analogue dans la génération dite spontanée. Les matières organisables une fois créées, elles peuvent former des cellules avec la plus grande facilité et tout à fait spontanément. Il suffit pour cela qu'elles rencontrent des conditions favorables de température, de lumière et d'humidité. Mais, pour créer ces matières organiques, il a fallu des conditions très-complexes et nullement fortuites. Il a fallu l'intervention d'êtres vivants préexistants qui ont absorbé des matières mortes, les ont assimilées et vivifiées, et leur ont imprimé des propriétés telles, qu'abandonnées à elles-mêmes, elles reproduiront spontanément la forme des organismes dont elles ont subi l'influence. La création d'une cellule, même la plus simple, est un phénomène excessivement compliqué; pour l'expliquer, il faut absolument le rattacher à un autre phénomène analogue tout aussi complexe, c'est-à-dire à l'existence d'une cellule semblable déjà créée. Affirmer que cette cellule a pu naître spontanément par la coïncidence fortuite de quelques conditions très-simples, c'est méconnaître le principe même de la causalité, et c'est comme si l'on disait qu'un excellent chronomètre peut résulter de la rencontre fortuite de quelques rouages.

Au surplus, que fait-on dans toutes les expériences dites de génération spontanée? On prend des matières organiques, on les expose à une température trop basse pour les altérer; puis, quand on y voit naître des organismes, on dit qu'ils y sont nés seuls. Mais qu'est-ce qui prouve que les matières choisies pour l'expérience n'avaient pas subi l'influence d'organismes semblables à ceux qui sont nés? Rien, absolument rien. C'est le contraire qui est probable, car ces organismes sont répandus partout, et jamais il ne s'en forme de nouvelles espèces. Mais, dira-t-on, si les matières organiques employées ont reçu l'influence vivifiante d'un organisme préexistant, on a détruit cette influence par l'élévation de la température. C'est là précisément toute la question. A-t-on réellement détruit toute influence vitale? Pour moi, je n'en croirai rien tant que je verrai la vie survivre si aisément à sa soi-disante destruction, et renaître si vite de ses prétendues cendres.

Il existe un autre argument en faveur de la génération spontanée, et je dois également le réfuter. La terre n'a pas toujours été dans l'état où nous la voyons aujourd'hui, et il est positif qu'à un certain moment sa température était si élevée, que toute vie était impossible à sa surface. Il a donc fallu, dit-on, que la vie ait apparu à un certain moment en succédant à la matière non vivante. Or, ce qui s'est certainement accompli autrefois, ne peut-on pas le réaliser encore aujourd'hui?

A cela je réponds : oui, à un certain moment la vie apparut sur la terre, mais cette apparition ne fut pas instantanée. Elle fut lente, progressive et pour ainsi dire insensible. Les premiers organismes formés ressemblèrent extrêmement à la matière morte d'où ils venaient, et grâce à cette ressemblance ils n'eurent aucune difficulté à se produire. Plus tard, ces organismes primitifs engendrèrent d'autres êtres plus parfaits; ceux-ci de même, et c'est ainsi que la vie s'est formée peu à peu en se perfectionnant chaque jour. Mais, pour arriver à l'époque actuelle, pour franchir la distance énorme qui sépare nos êtres vivants de la matière morte, il a fallu des myriades de générations transitoires, générations dont les types sont aujourd'hui ou détruits, ou simplement inconnus. Vouloir supprimer toutes ces générations intermédiaires, et penser qu'on va créer la vie de toute pièce, s'imaginer qu'on va réaliser en quelques heures ce que la nature a mis des siècles à accomplir, c'est à mon sens méconnaître singulièrement les difficultés de la création, c'est même en nier la grandeur, car sa grandeur est tout entière dans la profondeur de ses combinaisons et dans l'immensité de sa durée.

Leucémie, leucocytose. — La leucémie est une maladie caractérisée par un accroissement considérable des globules blancs du sang, à tel point que ce liquide en a changé de couleur, et semble être mélangé avec du lait. Tandis qu'à l'état normal, le sang renferme environ trois cents globules rouges pour un seul leucocyte, dans la leucémie cette proportion est bien changée, et il existe dans les vaisseaux presque autant de globules blancs que de rouges, ou même davantage. La cause de cette singulière maladie est évidente : elle vient de ce que les leucocytes sont altérés et ont perdu plus ou moins complétement la faculté de produire des globules rouges. Ceux-ci se détruisant toujours et ne réparant plus leurs pertes, voient leur nombre diminuer de plus en plus, tandis qu'au contraire les leucocytes prospèrent et deviennent chaque jour plus nombreux. La leucémie diffère donc de l'anémie, dans laquelle il existe une atrophie générale des globules du sang, aussi bien des rouges que des blancs. Elle diffère également de la *leucocytose*. Dans cette affection les globules blancs du sang sont, il est vrai, plus nombreux que de coutume, comme dans la leucémie, mais ils ne sont nullement malades; ils continuent à se transformer en globules rouges, et n'amènent jamais une altération du sang bien profonde.

La leucémie et la leucocytose ne diffèrent pas moins par leur pronostic que par leur nature. La première est une maladie très-grave et pour ainsi dire fatalement mortelle. Elle atteint les globules sanguins dans leur source même; elle en diminue le nombre de plus en plus, et comme il est impossible de vivre sans ces globules, la mort ne tarde pas à arriver.

Au contraire la leucocytose n'a par elle-même aucune gravité : elle n'altère point les propriétés physiologiques du sang, car, au fond, il importe peu que ce liquide renferme ou non quelques leucocytes de plus. Aussi se rencontre-t-elle dans des maladies légères et même chez les individus jouissant d'une santé satisfaisante.

Enfin la leucémie et la leucocytose diffèrent encore par les causes qui les produisent : la première est liée à une profonde altération de la rate, des ganglions lymphatiques ou des follicules clos du tube digestif. Ces organes. élaborant les matières leucocygéniques, leur maladie entraîne tout naturellement celle des leucocytes eux-mêmes, elle leur enlève une portion de leur vitalité et leur retire la faculté de produire des globules rouges. Dans la leucocytose, au contraire, il n'y a nulle lésion grave des organes chylo-poiétiques, il existe simplement une accélération de la circulation lymphatique qui introduit dans le sang des leucocytes, parfaitement normaux du reste, mais plus nombreux que de coutume.

Les causes de la leucocytose sont donc toutes celles qui diminuent la masse du sang et accélèrent le cours de la lymphe, telles que la fièvre, les hémorrhagies, la diète, la dyspepsie. On le voit, ces causes sont exactement les mêmes que celles qui augmentent la fibrine du sang, et cela se conçoit aisément, puisque dans les deux cas c'est toujours la lymphe qui introduit dans le sang les matériaux fibrineux ou leucocygéniques. Du reste, c'est là un fait confirmé par l'expérience directe : toutes les fois qu'il y a fièvre ou anémie, toutes les fois que la fibrine du sang devient plus abondante et moins plastique, toutes les fois qu'il y a couenne, il y a en même temps leucocytose. Dans tous ces cas, le sang, examiné au microscope, présente un accroissement notable de ses globules blancs; souvent même cet accroissement des leucocytes est visible à l'œil nu et sans microscope. Grâce à leur légèreté spécifique et aussi à leur viscosité, les globules blancs du sang montent à la surface du caillot, ils s'y rassemblent, et ils y forment des amas d'un blanc laiteux, tout à fait semblables à de petits abcès. On y a été trompé bien souvent, et toutes les prétendues observations de pus trouvé dans le sang ne sont que des cas de leucémie ou de leucocytose.

DOUZIÈME LEÇON

23 décembre 1864.

Suppuration. — Infections putrides et purulentes.

MESSIEURS,

Le pus est une exsudation formée par un mélange de sérosité, de fibrine et de leucocytes. Ces trois éléments sortent des vaisseaux à l'état liquide, la sérosité conserve cette fluidité, mais la fibrine et les matières leucocygéniques se solidifient au bout de quelques minutes, la première d'une manière amorphe, les secondes en s'organisant.

Bien différent du sang qui est toujours à peu près le même, le pus présente de grandes variétés dans sa composition. Tantôt il est très-riche en sérosité; il est dit alors séreux. D'autres fois, dans le pus dit crémeux, ce sont les leucocytes qui prédominent. D'autres fois enfin, c'est l'élément fibrineux qui est le plus abondant; c'est par exemple ce qui arrive habituellement dans les fausses membranes purulentes des séreuses enflammées. Naturellement, cette composition diverse du pus est liée à celle même du sang. Quand ce liquide est riche en eau, il fournit un pus séreux; contient-il beaucoup de matériaux leucocygéniques, il laisse transsuder un pus crémeux; enfin, s'il était riche en fibrine et si les conditions étaient favorables aux exsudations pseudo-membraneuses, il produirait du pus fibrineux. Dans tous les cas, le pus n'est qu'une simple exsudation et sa composition se borne à réfléchir, pour ainsi dire, la composition du sang lui-même.

Mais, dira-t-on, si le pus provient du sang, comment se fait-il qu'il soit infiniment plus riche en globules blancs, au point de former un liquide épais et crémeux bien différent de la sérosité du sang, d'où il serait censé provenir? La réponse à cette objection est facile. D'abord je ferai remarquer qu'un phénomène semblable se passe pour d'autres liquides que le pus. Ainsi, l'urine contient plus d'urée, la bile plus de biliverdine qu'il n'y en a dans le sang, et cependant l'urée et la biliverdine sont évidemment des produits d'exsudation existant tout formés dans les vaisseaux. Ce phénomène s'explique tout simplement par la concentration des urines et de la bile, qui se débarrassent de leurs parties les plus aqueuses et retiennent toute l'urée, toute la biliverdine. Il en est de même pour le pus; sans doute, la sérosité qui transsude dans un tissu n'est pas plus riche en matières leucocygéniques que ne l'est le sang lui-même; mais cette sérosité se concentre; elle perd, par la résorption interstitielle, toute sa partie aqueuse, et devient ainsi assez riche en principes pyogéniques pour former un pus parfaitement crémeux.

Pour qu'il y ait suppuration, il faut la réunion de plusieurs conditions. D'abord il faut que la circulation lymphatique soit accélérée et déverse dans le sang une masse de matières leucocygéniques non encore organisées. Mais cette accélération du cours de la lymphe entraîne en même temps une augmentation de la fibrine du sang et de ses globules blancs. Une première condition de la suppuration sera donc l'existence d'une leucocytose et d'une *hyperinose* (augmentation de fibrine). C'est ce que l'expérience confirme, et chacun sait avec quelle facilité suppurent les sujets atteints de phlegmasie, à ce point qu'on a pu considérer le pus comme le caractère pathognomonique de l'inflammation. Cela nous explique encore pourquoi les plaies qui ne guérissent pas par première intention suppurent constamment. Le manque de réunion indique une hyperinose qui, à son tour, coïncide, pour ainsi dire, toujours avec une leucocytose, et partant, avec une cause de suppuration.

Cependant, pour qu'il y ait production de pus, il ne suffit pas qu'il y ait fièvre, hémorrhagie, anémie, et que le cours de la lymphe soit accéléré; Il faut de plus que les organes chylo-poiétiques, la rate, les ganglions lymphatiques, les follicules clos, soient sains et sécrètent encore des matières leucocygéniques. Si ces organes sont malades, si leur sécrétion est tarie par une cause quelconque, il est clair que la suppuration manquera, faute des matériaux nécessaires à la formation du pus. C'est par exemple ce qui a lieu dans les pyrexies graves, surtout à la fin, et dans toutes les cachexies.

Enfin, une dernière condition indispensable de la suppuration, c'est qu'il existe une lésion locale des vaisseaux, une inflammation, qui fixe le siége de l'exsudation purulente et la fasse sortir dans un point plutôt que dans un autre. En effet, les matières leucocygéniques ne transsudent pas aisément à travers les capillaires. Elles demeurent volontiers dans le sang où elles s'organisent en globules blancs. Pour les faire exsuder dans les tissus, il faut qu'elles soient soumises à une notable pression, et qu'il y ait une certaine accélération de la circulation capillaire, en un mot, il faut qu'il y ait paralysie locale des vaisseaux, c'est-à-dire inflammation. Sans doute, lorsque le sang est très-riche en matières leucocygéniques, celles-ci peuvent transsuder à la surface des muqueuses saines où elles s'organisent en leucocytes. Mais ces leucocytes sont alors trop peu nombreux pour donner lieu à une véritable suppuration. Pour que celle-ci existe réellement et ait une certaine abondance, il faut absolument qu'il y ait une irritation des vaisseaux, c'est-à-dire une inflammation.

Beaucoup de personnes voyant que le pus se montre toujours au niveau des tissus irrités, ont conclu que c'était cette irritation même qui produisait la suppuration. C'est là une erreur profonde. Le pus est une exsudation qui provient du sang, non des tissus. Si cette exsudation purulente apparaît toujours dans les points irrités, c'est uniquement parce que cette irritation paralyse localement les vaisseaux, accroît l'activité de la circulation capillaire et partant produit une exsudation abondante de principes leucocygéniques. L'irritation localise la suppuration, mais elle ne la crée pas. La preuve, c'est que, chez les sujets bien portants et peu excitables, les plaies guérissent par première intention et sans suppurer, bien que cependant l'irritation des tissus n'ait pas fait défaut. Sans doute, quand les plaies sont très-vastes, dans les grandes amputations, les brûlures étendues, la suppuration ne manque jamais, mais c'est uniquement parce que la gravité de l'inflammation allume la fièvre et accélère la circulation lymphatique, et nullement à cause de l'irritation considérée en elle-même.

Lorsque le pus est exsudé dans la trame des tissus, il ne s'y infiltre pas, comme pourrait le faire la sérosité; mais il se collectionne et se creuse dans l'intérieur même des organes des cavités souvent considérables. La simple exsudation du pus est incapable d'expliquer ce phénomène, et il faut ici l'intervention d'une nouvelle force. Cette force, c'est le développement des leucocytes. Ceux-ci, au moment où ils se forment dans les tissus, n'ont pas tout d'abord leurs dimensions définitives, mais ils sont extrêmement petits et constituent de véritables granulations moléculaires. En se développant, ces granulations augmentent considérablement de volume, et c'est leur expansion qui écarte violemment les éléments des tissus et y creuse les cavités des abcès. Quand la croissance des leucocytes est très-rapide, les tissus, violemment comprimés, se mortifient et s'ulcèrent. C'est par ce mécanisme que certains abcès s'ouvrent spontanément. Mais, quand la production du pus est plus lente, les tissus sont simplement refoulés sans être détruits; ils se tassent, ils se condensent autour du pus et forment une espèce de membrane dite *pyogénique*.

On a attribué un grand rôle à cette membrane pyogénique. On a dit qu'elle sécrétait le pus comme la mamelle sécrète le lait. C'est là une opinion erronée. Et d'abord il faut observer que la membrane pyogénique est loin d'être constante; souvent, surtout dans les abcès aigus, il est impossible d'en découvrir aucune trace. En second lieu, il n'existe aucune analogie entre la sécrétion et la suppuration.

La sécrétion est une prolifération de cellules spéciales qui préexistent dans l'intérieur des glandes bien avant que la sécrétion se produise. Ainsi la mamelle contient des cellules à lait longtemps avant la lactation, puisque ces cellules existent déjà chez le nouveau-né et même chez l'embryon. Seulement, à la fin de la grossesse, elles présentent une multiplication extraordinaire, et c'est ce qui produit la sécrétion du lait. Il en est de même des autres sécrétions, celles du sperme, des ovules, de la salive, etc. Toutes résultent d'une prolifération de cellules préexistantes qu'on trouve déjà chez l'embryon bien avant que ces glandes aient commencé de sécréter.

Dans la suppuration rien de semblable. Les tissus, avant qu'ils fussent enflammés, ne contenaient pas de leucocytes. Ceux-ci ne sont pas une prolifération sur place, mais ils proviennent du sang; ils sont une exsudation. Sans doute, comme tous les organismes vivants, ils dérivent d'une autre cellule semblable à eux-mêmes, c'est-à-dire de leucocytes; mais ces leucocytes sont situés dans le système lymphatique et non dans les tissus, siége de l'inflammation.

M. Virchow a émis une autre hypothèse sur la suppuration. Il prétend que les leucocytes ne sont point une exsudation, mais qu'ils sont le produit d'une irritation locale des éléments histologiques, et il les fait naître indifféremment, soit du tissu conjonctif, soit des cellules épithéliales vibratiles ou cylindriques, soit enfin des cellules épidermiques. A mon avis, cette opinion n'est pas acceptable. Il est impossible d'admettre qu'un élément histologique nettement défini, comme le leucocyte, puisse provenir de cellules n'ayant absolument aucun rapport avec lui. C'est contraire à tout ce qu'on sait de la genèse des êtres vivants. Il est de toute évidence que les leucocytes du pus proviennent des leucocytes existant normalement dans le sang et la lymphe. La ressemblance de ces deux sortes d'éléments histologiques est parfaite, et quand on a trouvé une origine aussi naturelle du pus, il est inutile d'en chercher une autre.

Mais, dira-t-on, ce qui prouve que le pus ne provient pas du sang, mais des tissus, c'est que ceux-ci s'usent à la longue et finissent par se détruire lorsqu'ils ont suppuré trop longtemps. Cet argument n'est que spécieux : ce qui use et ulcère les tissus enflammés, ce n'est pas le pus, c'est l'inflammation. La preuve c'est que cette atrophie et cette ulcération s'observent dans beaucoup d'inflammations qui n'ont jamais suppuré, notamment dans les eczémas chroniques.

Lorsque le pus augmente sans cesse de volume, il comprime, il désorganise les tissus qui le circonscrivent et finit par se faire jour au dehors. Mais, lorsque le pus cesse de se développer, il peut rester enfermé un certain temps dans les tissus, où il subit une des transformations suivantes :

Tantôt il s'épaissit, il cède sa partie la plus liquide, non-seulement son sérum, mais l'eau des leucocytes eux-mêmes, et se trouve ainsi réduit à un dépôt peu considérable de matières solides d'aspect plus ou moins crétacé. Cette dessiccation du pus peut avoir lieu dans tous les tissus, mais c'est incontestablement dans les poumons qu'elle s'observe le plus fréquemment : on le comprend aisément, les poumons étant toujours en contact avec l'air extérieur et partant se desséchant avec plus de facilité que tout autre organe.

D'autres fois, le pus, au lieu de se dessècher, se liquéfie; les globules se dissolvent dans le sérum, et il en résulte un liquide blanchâtre semblable à du lait. C'est le lait pathologique des auteurs. Sous cette forme liquide, le pus peut être résorbé en totalité et sans laisser aucun résidu. Du reste, cette résorption ne donne lieu à aucun accident et n'est pas plus fâcheuse que celle du lait lui-même.

D'autres fois, enfin, le pus se liquéfie en s'altérant et donne naissance à des produits putrides. La résorption de ces matières septiques est très-dangereuse; elle produit les accidents des *infections putrides et purulentes*.

L'infection purulente est une pyrexie causée par la résorption de matières septiques analogues aux effluves paludéens des pays chauds. Ces matières, en pénétrant dans le corps, commencent par détruire bon nombre de globules sanguins et produisent ainsi une affection bilieuse. En même temps elles paralysent les vaisseaux de la rate, du foie et des poumons, et donnent naissance à des accès de fièvre intermittente.

Cependant la destruction rapide des globules sanguins, jointe à la fièvre et à l'abstinence, diminue dans une forte proportion la masse du sang contenu dans les vaisseaux; le pouls devient mou et dépressible, les plaies se sèchent et se décolorent; enfin la circulation s'accélère afin de combler le vide du système circulatoire. Le sang se trouve alors contenir des masses de matières leucocygéniques qui s'exsudent dans le foie, les poumons, la rate, les articulations, et produisent les abcès métastatiques. Ce qui caractérise l'infection purulente c'est précisément cette suppuration abondante. Elle annonce que le malade a été frappé subitement par la cause morbide dans toute la plénitude de la santé, alors que ses organes chylo-poiétiques étaient riches en matières leucocygéniques et pouvaient fournir au sang les éléments d'une suppuration abondante.

Dans l'infection putride, c'est tout le contraire. Ici l'empoisonnement par les matières septiques frappe des sujets profondément débilités et déjà cachectiques ; aussi dans ce cas le pus est-il rare, séreux et doué d'une odeur fétide.

On a dit et on dit encore que l'infection purulente était une phlébite et une introduction du pus dans les veines. C'est une erreur. D'abord les globules de pus s'introduisent difficilement dans les voies circulatoires, et alors même qu'ils y réussissent, leur présence dans le sang est tout à fait innocente, puisqu'en définitive ils sont identiques aux leucocytes du sang et de la lymphe. Ce qui fait la gravité de l'infection purulente, ce ne sont pas les globules solides de pus, mais bien les matières putrides qui en proviennent. Ces matières, pénétrant dans le sang, détruisent ses globules rouges, paralysent les vaisseaux des différents organes, ce qui produit des inflammations multiples, et finissent enfin par paralyser le cœur et les muscles respirateurs, ce qui amène la mort.

L'infection purulente n'est donc pas une phlébite, ce n'est pas une phlegmasie ; c'est une pyrexie analogue à la fièvre jaune et aux fièvres paludéennes de mauvaise nature.

TREIZIÈME LEÇON

26 décembre 1864.

Exsudats tuberculeux et goutteux.

Messieurs,

Exsudats tuberculeux. — Dans l'avant-dernière séance, je vous ai dit que les organes chylo-poiétiques, les ganglions lymphatiques, la rate, les follicules clos de l'intestin, produisaient une matière caséeuse, destinée à être assimilée, par les leucocytes, et à former ensuite les globules de la lymphe ou du pus. Dans certains cas, cette assimilation n'a pas lieu; la matière caséeuse introduite dans le sang n'a alors aucune tendance à s'organiser en leucocyte, et quand elle vient à être exsudée elle se concrète d'une manière amorphe. De même que la fibrine sortie des vaisseaux tantôt s'organise en cellules épithéliales et tantôt se concrète en masses amorphes, sans aucune trace d'organisation; de même les matières caséeuses des glandes chylo-poiétiques, tantôt forment des leucocytes, et tantôt se solidifient sans présenter aucune tendance à s'organiser. Ce dernier cas se présente toutes les fois que les matières caséeuses des ganglions lymphatiques sont résorbées en quantité trop grande pour être assimilées en totalité par les leucocytes de la lymphe. Naturellement ces matières caséeuses non assimilées ne montrent aucune tendance à se transformer en leucocytes, et quand elles sont exsudées des vaisseaux elles ne donnent pas naissance à du pus, mais à un produit spécial, le *tubercule*.

Examiné au microscope, le tubercule est une matière amorphe contenant des granulations et des noyaux, mais dans laquelle on ne découvre pas de véritables cellules. Cette matière, de même que la fibrine, subit une sorte de dégénérescence. Après avoir persisté un certain temps à l'état solide, elle se liquéfie et présente le phénomène du ramollissement.

Quand l'exsudation tuberculeuse est peu abondante, elle ne donne lieu à aucun phénomène morbide; mais, lorsqu'elle est assez considérable pour obstruer les interstices des éléments histologiques et supprimer le cours de la circulation interstitielle, il n'en est plus de même. Dans ce cas, la présence des produits tuberculeux détermine la mort spontanée des éléments histologiques ambiants. Il en résulte des ulcérations, des pertes de substances, d'où les hémorrhagies et les excavations des affections tuberculeuses.

Le tubercule peut exister dans tous les organes, cependant on le rencontre tout particulièrement dans les ganglions lymphatiques : cela s'explique bien naturellement, si l'on réfléchit que les ganglions sécrètent la matière tuberculeuse, et sont par conséquent véritablement privilégiés pour s'infiltrer de ce produit. Les séreuses, la plèvre, le péritoine, les méninges, sont aussi fréquemment le siége de tubercules : cela vient de ce que ces membranes sont pourvues d'un épithélium très-mince qui permet facilement l'exsudation des matières caséeuses. On a déjà vu, du reste, que ces mêmes membranes se laissaient traverser par la fibrine le sang avec une facilité non moins grande.

On a confondu souvent sous le nom de *tubercules* un certain nombre de produits pathologiques n'ayant aucun rapport avec le véritable tubercule. Tous ces produits sont en effet organisés : examinés au microscope, ils présentent des cellules, tandis que le tubercule vrai est toujours amorphe. Je ne dirai qu'un mot de ces faux tubercules.

Le pus concret présente à l'œil nu un aspect caséeux semblable à celui du tubercule, mais le microscope y révèle l'existence de leucocytes déformés et altérés sans doute, mais encore très-reconnaissables. On le sait déjà, ce pus concret a son siége de prédilection dans les poumons ; c'est lui notamment qui forme la lésion désignée sous le nom de *tubercule infiltré*.

Le tubercule du cerveau n'est qu'un amas de myélocytes, c'est-à-dire de noyaux de cellules nerveuses.

Le tubercule du testicule est un mélange de cellules épithéliales et spermatiques ayant subi une dégénérescence graisseuse.

Le tubercule infiltré des os est une suppuration diffuse du tissu osseux.

Le tubercule enkysté des os est un amas de médullocèles.

Enfin le tubercule anatomique est formé par des éléments variables, par des cellules épithéliales, du tissu conjonctif, ou même des corpuscules amyloïdes.

On le voit, tous ces produits sont organisés et n'ont rien de commun avec le tubercule vrai, qui est toujours amorphe.

Exsudats goutteux. — Les exsudats goutteux constituent les tophus de la goutte ; ils ressemblent à du plâtre teint en rose, possèdent une texture cristalline, et sont formés par des urates de soude, de potasse, de chaux et même d'ammoniaque.

Ces urates existent à l'état normal dans le sang ; ils se produisent toutes les fois que les matières azotées des aliments ont subi une combustion incomplète et qu'elles n'ont pu se transformer intégralement en urée. Cette condition se trouve remplie chez les sujets dont l'alimentation est largement azotée ; elle l'est encore chez ceux qui, usant d'une nourriture ordinaire, font peu d'exercice, et partant n'utilisent pas toutes les matières azotées qu'ils ingèrent : aussi ces deux sortes d'individus ont-ils le sang chargé d'urates et sont-ils prédisposés aux affections goutteuses.

Cependant, pour qu'il y ait goutte, il ne suffit pas que le sang contienne des urates. Il faut encore que ces urates soient exsudés des vaisseaux et soient déposés dans la trame des tissus. Or, pour cela, il est nécessaire qu'il y ait une inflammation qui accélère la circulation capillaire et qui localise la diathèse goutteuse, en produisant dans un point donné une exsudation abondante d'urates alcalins.

Mais ce n'est pas tout que les urates sortent du sang et pénètrent dans les tissus ; une fois là, il faut qu'ils soient séparés du sérum et qu'ils se cristallisent. On sait que les urates sont peu solubles et que le plus léger refroidissement les précipite de leur solution. Or, dans l'économie, c'est aussi le froid qui fait solidifier les urates et détermine la formation des tophus. C'est même pour cela que la goutte affecte si particulièrement les pieds et les mains. Ces extrémités se refroidissent avec la plus grande facilité et ont souvent une température de 8 ou 10 degrés plus basse que le reste du corps. Il n'y a donc rien d'étonnant si un refroidissement si considérable précipite les urates du sérum où ils sont dissous.

Les tophus de la goutte n'affectent pas indifféremment tous les tissus, mais ils ne se montrent guère que dans les tendons, les aponévroses et les synoviales. Cette prédilection est due à la faible vascularité de ces tissus et à la lenteur de leur résorption interstitielle. Une fois déposés dans ces tissus fibreux, les urates sont bien difficilement repris par l'absorption, et ils restent indéfiniment là où ils ont été exsudés.

Je termine ici l'histoire des exsudats. A mon avis ces exsudats ne sont qu'un phénomène secondaire de l'inflammation. Celle-ci est toujours constituée primitivement par une paralysie des vaisseaux, paralysie qui accélère la circulation capillaire et détermine dans tous les points lésés une exsudation plus abondante des principes liquides du sang. Mais là se borne le rôle de l'inflammation. Toute-puissante sur la production et l'abondance des exsudations, elle n'a aucune influence sur leur nature, qui dépend uniquement de l'état du sang. Suivant que ce liquide sera riche en eau, en fibrine, en matières caséeuses, en urates, on observera des exsudats séreux, fibrineux, purulents, tuberculeux ou goutteux.

Sans doute l'inflammation peut modifier la composition du sang; elle peut par exemple le charger de fibrine et de matières leucocygéniques; mais c'est d'une manière indirecte, c'est en allumant la fièvre, en diminuant la masse du sang, en accélérant le cours de la lymphe. Les exsudats sont la conséquence d'une lésion du sang, c'est-à-dire d'un phénomène général; l'inflammation, elle, est le résultat d'une paralysie des vaisseaux, c'est-à-dire d'un phénomène nettement localisé dans le solide vivant. Alors même qu'ils existent simultanément, et c'est la règle, ces deux sortes de phénomènes doivent être soigneusement distingués. Il ne faut jamais oublier que, dans toute inflammation, la lésion primitive, la lésion capitale, la lésion indispensable, c'est celle du solide, c'est la paralysie des vaisseaux. Sans cette paralysie, jamais l'altération du sang n'eût pu se manifester dans un point limité ni donner naissance aux phénomènes locaux de l'inflammation.

QUATORZIÈME LEÇON

30 décembre 1864.

Éléments histologiques : leur nutrition, leurs altérations.

MESSIEURS,

Les éléments histologiques qui composent le corps peuvent se diviser en deux grandes classes. Les uns sont allongés, fusiformes, tubuleux; ils s'anastomosent ensemble et forment, par leur soudure, une trame solide, partout continue avec elle-même. Ce sont les *tissus fondamentaux* du corps dont ils représentent pour ainsi dire la charpente.

Les éléments histologiques de l'autre classe sont *les cellules de sécrétion*. Ronds ou polyédriques, ils s'accolent fréquemment les uns aux autres, mais ne se fusionnent jamais. Ils restent indépendants et semblent surajoutés à la trame des tissus fondamentaux comme des perles sur un tissu.

Cette différence des éléments histologiques tient à leur mode de développement. Une cellule est un amas de matière organique, dont la surface se durcit et dont l'intérieur se creuse et se liquéfie en absorbant du liquide. D'abord, à l'état de granulation moléculaire, elle grossit en distendant sa croûte solidifiée, de même qu'une boule de caoutchouc se dilate en amincissant sa paroi. Quand la cellule a sa surface partout également résistante, elle se dilate régulièrement dans tous les sens et reste sphérique. Mais, lorsque certains points de sa croûte solide sont plus faibles, plus mous, plus dépressibles que les autres, ils cèdent, ils forment par leurs dilatations des excroissances, des prolongements comparables aux vésicules que les enfants font avec la gomme mâchée. Quand ces points faibles sont au nombre de deux, la cellule est fusiforme. Sont-ils plus nombreux, elle est étoilée ou multipolaire.

Cette propriété qu'ont les éléments histologiques de présenter une forme sphérique ou fusiforme n'est pas propre à la vie; on la retrouve à un certain degré chez les substances cristallines qui, tantôt cristallisent en *cubes*, tantôt en *prismes allongés*. Sans doute les mêmes lois président à ces phénomènes, car la formation des cellules n'est, en définitive, que la cristallisation de la matière vivante.

Éléments histologiques, fusiformes ou fondamentaux. — On en compte cinq espèces :

1° Le tissu conjonctif, 2° le tissu nerveux, 3° le tissu musculaire, 4° les capillaires, 5° les canalicules sécréteurs des glandes.

1° *Tissu conjonctif.* — Il est formé par des cellules fusiformes ou étoilées, munies de prolongements très-minces et très-allongés. Lorsque ces prolongements se rencontrent, ils se soudent et s'anastomosent, formant ainsi de longs filaments creux, à l'aide desquels les cellules communiquent ensemble.

Le tissu conjonctif présente deux variétés : l'*élastique* et l'*osseux*. Le tissu élastique ressemble au conjonctif, sauf que les parois des cellules sont plus épaisses et formées d'une matière élastique.

Le tissu osseux diffère notablement du tissu conjonctif. Ses cellules, plus volumineuses et multipolaires, sont pourvues de huit à dix prolongements très-grêles, anastomosés avec les cellules voisines.

2° *Tissu nerveux.* — Les tubes nerveux sont formés par la soudure d'un grand nombre de cellules. Cette soudure diffère de celle des cellules conjonctives. Celles-ci étant éloignées les unes des autres, ne peuvent s'anastomoser qu'en s'envoyant de fins prolongements. Au contraire, les cellules des tubes nerveux, pressées les unes contre les autres, s'abouchent immédiatement et largement. Elles prennent ainsi la forme de petits cylindres, placés sur une même ligne et se touchant par leurs bases. Bientôt ces bases des cellules, n'étant plus en contact avec le plasma nourricier, sont résorbées, et le tube nerveux se trouve constitué.

L'intérieur du tube nerveux est rempli par deux

sortes de substances. Au centre, se trouve une matière albuminoïde et probablement liquide à l'état frais; c'est le *cylinder axis*. Tout autour de ce cylindre est disposée une substance grasse, riche en phosphore : la *moelle du tube nerveux*. Cette moelle isole le cylinder axis et s'oppose à la déperdition de l'électricité qui circule dans les nerfs.

Outre les tubes dont je viens de parler, le système nerveux, contient encore des cellules, qui ressemblent assez aux cellules du tissu conjonctif. Elles sont bipolaires ou étoilées, et, par leurs prolongements, elles s'anastomosent avec les cellules voisines ou avec les tubes nerveux.

3° *Fibres musculaires.* — Elles sont formées par des tubes exactement semblables aux tubes nerveux, mais différemment remplis. Ils contiennent aussi deux sortes de matières, de la syntonine et de la dextrine ; mais ces substances, au lieu de suivre l'axe du tube, sont disposées transversalement. Elles forment des rondelles très-minces, superposées comme des pièces de monnaie et disposées alternativement : une rondelle de syntonine et une de dextrine.

Vues de profil, ces rondelles donnent l'apparence de stries, dont les unes sont claires et dévient la lumière polarisée, ce sont celles formées de dextrine, tandis que les autres, obscures et constituées par de la syntonine, n'excercent aucune action sur la lumière polarisée.

Les fibres musculaires appartenant à la vie organique ne sont pas formées par la soudure de plusieurs cellules, mais bien par une cellule unique, allongée en fuseau. Les matières fibrineuses et dextrinées qu'elles contiennent y sont disposées sans régularité et présentent tout au plus un aspect vaguement strié.

Enfin les fibres musculaires peuvent s'anastomoser entre elles, en s'abouchant latéralement les unes dans les autres. C'est ce qui a lieu, notamment au cœur, où ces sortes d'anastomoses sont très-fréquentes.

4° *Capillaires.* -- Les capillaires sont des tubes semblables à ceux des nerfs et des muscles, seulement le contenu de ces tubes n'est pas fixe; il est au contraire très-mobile, il circule, et est constitué par les globules et le plasma du sang et de la lymphe. Les capillaires ne sont jamais isolés. mais ils s'anastomosent continuellement entre eux, de manière à former des réseaux plus ou moins serrés.

5° *Canalicules sécréteurs des glandes.* — Ces canalicules ressemblent aux capillaires si ce n'est que leur forme est plus variée. Souvent ils sont tubuleux; mais, souvent aussi, ils forment des utricules et des ampoules. Ils contiennent dans leur cavité des cellules de sécrétion destinées à être éliminées.

Les cinq tissus qu'on vient d'énumérer diffèrent sans doute par leur forme extérieure; mais c'est surtout par leur contenu qu'ils se distinguent les uns des autres.

Les cellules conjonctives sont, pour ainsi dire, vides et réduites à une membrane et à un noyau.

Les tubes nerveux ont un contenu immobile, qui transmet du fluide électrique.

La fibre contractile a un contenu un peu mobile, qui change de forme, se raccourcit et s'élargit au moment de la contraction.

Le contenu des capillaires est plus mobile encore, puisqu'il est animé par le mouvement perpétuel de la circulation.

Enfin les canalicules des glandes ont cela de particulier, que leur contenu est éliminé et ne revient jamais au lieu de sa production.

Comme on l'a vu précédemment, chacun des cinq tissus fondamentaux de l'organisme s'anastomose avec lui-même, mais, de plus, tous s'unissent les uns avec les autres, de manière à former un seul tout, qui est le solide vivant.

En effet le tissu conjonctif se continue au niveau des tendons avec la fibre contractile des muscles. Les tubes nerveux moteurs se terminent dans les fibres musculaires auxquelles ils se distribuent. Les capillaires sont soudés avec le tissu conjonctif des artérioles et des veinules. Enfin les canalicules sécréteurs s'anastomosent avec le tissu conjonctif des canaux excréteurs. Le tissu conjonctif est donc, comme son nom l'indique, le lien qui réunit tous les éléments histologiques des corps, et, grâce à lui, il n'est aucune cellule des cinq tissus fondamentaux qui ne soit intimement soudée au reste du solide vivant.

Cellules de sécrétion. — Ces cellules ont pour caractère d'être libres et indépendantes. Souvent étroitement accolées, elles restent toujours parfaitement distinctes les unes des autres et conservent toute leur individualité. Je les diviserai, d'après leur situation, en *cellules externes*, *cellules interstitielles* et *cellules semi-interstitielles*.

1° *Cellules de sécrétion externes.* Les unes sont vides et ne renferment aucun produit spécial : ce sont les cellules de l'épiderme des poils, des ongles, et les cellules des épithéliums, cylindrique, vibratile et pavimenteux.

Les autres renferment des produits spéciaux : ce sont les cellules de sécrétion des glandes pourvues d'un canal excréteur, les cellules du lait, du sérum, du cérumen, de la sueur, du sperme, des urines, de la salive, du mucus, du suc gastrique, du suc pancréatique, de la bile et du suc intestinal.

2° *Cellules semi-interstitielles.* Je donne ce nom aux cellules épithéliales tapissant l'intérieur des séreuses, des synoviales et des vaisseaux.

3° *Cellules interstitielles.* Elles sont placées, non plus à la surface des tissus, mais dans leur trame. Ce sont les cellules adipeuses, les cellules de cartilage, les cellules sucrées du foie, les cellules à matière leucocygénique de la rate, des follicules clos et des ganglions lymphatiques, enfin les cellules interstitielles des ovaires, c'est-à-dire les ovules.

Nutrition des éléments histologiques. — Les éléments histologiques se nourrissent; continuellement ils absorbent les matières nutritives placées à l'extérieur, ils les élaborent, puis ils les éliminent. Les parois membraneuses des éléments histologiques ne se renouvellent jamais; elles restent les mêmes depuis la naissance jusqu'à la mort. Mais les substances renfermées dans l'intérieur de ces parois sont le siége d'un va et-vient perpétuel et se trouvent intégralement renouvelées dans l'espace de quelques heures, tout au plus de quelques jours. Ainsi les fibres musculaires absorbent l'albumine du sang et le transforment en syntonine qu'elles éliminent aussitôt. Les cellules des diverses sécrétions, de la salive, de l'urine, de la bile, etc., absorbent de même les matériaux du sang, elles les assimilent, elles les transforment en produits semblables à ceux qu'elles renferment, puis, cela fait, elles les éliminent. Et de même pour tous les autres éléments histologiques. Partout et toujours le mouvement nutritif est composé par deux actes distincts :

1° *absorption* et *assimilation* des matières étrangères.
2° *élimination* des matières assimilées.

Naturellement ces deux actes de la nutrition correspondent à deux états différents de la cellule : l'un, favorable à l'absorption et à l'assimilation, est contraire à l'élimination ; l'autre, produisant cette élimination et s'opposant à l'absorption et à l'assimilation. Cela est évident ; car les deux phénomènes, absorption, élimination, sont contradictoires et l'on ne peut favoriser l'un sans nuire à l'autre.

C'est la circulation capillaire qui est chargée de régler le mouvement nutritif des cellules, et de décider s'il y aura absorption ou élimination.

Quand la circulation capillaire est ralentie, lorsque le plasma, imbibant les tissus, est lentement renouvelé, les cellules ont tout le loisir nécessaire pour absorber et fixer les matériaux du sang. Elles présentent donc la période d'absorption et d'assimilation du mouvement nutritif.

La circulation capillaire est-elle, au contraire, accélérée, les liquides interstitiels qui traversent les tissus sont animés d'un mouvement rapide et rendent toute assimilation impossible. Bien plus, ils lavent en quelque sorte les éléments histologiques qu'ils traversent, ils en dissolvent le contenu qu'ils entraînent avec eux, et produisent ainsi la période d'élimination du mouvement nutritif.

En résumé, les cellules sont constamment traversées par le courant de la circulation interstitielle. Si ce courant est lent, il laisse déposer dans l'intérieur des éléments histologiques les matériaux assimilables qu'il contient. S'il est rapide, il n'abandonne rien; loin de là, il entraîne avec lui les principes les plus solubles des cellules. Un simple changement dans la rapidité de la circulation suffit pour renverser le mouvement nutritif et faire succéder l'assimilation à l'élimination, ou réciproquement. C'est exactement ce qui a lieu pour les fleuves qui désagrégent les terrains où ils coulent, et se chargent de limon lorsqu'ils sont rapides, et qui, au contraire, forment des alluvions lorsque leur cours s'est ralenti.

Tel est le rôle de la circulation dans la nutrition. Il est précisément l'opposé de celui généralement admis. Actuellement on est convaincu qu'une circulation rapide, qu'un sang fréquemment renouvelé, sont très-favorables à la nutrition et à l'assimilation des éléments histologiques, tandis que le ralentissement et la stagnation des humeurs dans les tissus sont, dit-on, très-nuisibles aux phénomènes nutritifs. Pour renverser une opinion si universellement accréditée, il ne suffit pas d'émettre des hypothèses et des affirmations, il faut des faits. Heureusement ceux-ci abondent et montrent de la manière la plus évidente que la nutrition des cellules est liée à la circulation capillaire de la manière que j'ai dite.

Prenons pour premier exemple la nutrition des cellules de la salive. On sait que ces cellules sont contenues dans les conduits sécréteurs des glandes salivaires, et qu'elles élaborent à leur intérieur la diastase et les autres matériaux de la salive. Pendant l'intervalle des digestions ces cellules se gonflent et se multiplient; elles absorbent les matériaux du plasma et les transforment en salive; puis, au moment de la mastication et de la salivation, elles éliminent tous les principes qu'elles ont élaborés et produisent le phénomène de l'excrétion salivaire. Tout le monde sait que la salive qui s'écoule au moment des repas n'a pas été produite extemporanément, mais qu'elle a été créée lentement pendant l'intervalle des digestions. Or l'expérience montre que la circulation capillaire des glandes salivaires est ralentie entre les repas, alors que les cellules salivaires absorbent le plasma et élaborent la diastase. Au contraire, cette même circulation est accélérée au moment de la mastication, lorsque les cellules de la salive éliminent les matériaux qu'elles ont élaborés précédemment.

Il en est de même pour les autres glandes; toutes présentent des périodes d'activité et de repos. Pendant le repos leur circulation est ralentie et leurs cellules fixent les matériaux de la sécrétion; pendant la période d'activité, la circulation capillaire de la glande est accélérée, et ses cellules éliminent les principes qu'elles ont assimilés pendant la durée du repas. Ainsi les cellules du suc gastrique élaborent la pepsine lorsque la circulation de l'estomac est ralentie, c'est-à-dire pendant l'intervalle des digestions; au contraire, elles la sécrètent lorsque cette même circulation se trouve accélérée. De même pour le pancréas, qui élimine de la pancréatine lorsqu'il est hyperémié, et qui crée ce principe lorsqu'il est anémié. De même pour les cellules à sucre du foie, qui fixent la matière glycogène lorsque la circulation hépatique est ralentie, et qui éliminent cette même matière glycogène, sous forme de glycose, lorsque la circulation du foie vient à être accélérée. Et de même encore pour les autres sécrétions : la bile, la sueur, le sperme, le lait, l'ovulation, etc., toutes présentent des intervalles de repos et d'activité, qui correspondent à deux états opposés de la circulation capillaire et à un mouvement nutritif différent des cellules chargées de la sécrétion. Les glandes, dont les fonctions semblent parfaitement continues, comme les reins, n'échappent point à la loi générale, car elles sont divisées en plusieurs compartiments distincts, qui se reposent et fonctionnent alternativement, et donnent ainsi une apparence de continuité à des phénomènes essentiellement intermittents.

Les tissus, autres que les glandes, les fibres musculaires, les cellules nerveuses, présentent de même des alternatives de repos et d'activité, correspondant à des états opposés de la circulation capillaire et de la nutrition des cellules. Ainsi, quand les muscles se contractent, ils sont le siége d'une circulation plus active, et ils éliminent leur carbone, sous forme d'acide carbonique. Au contraire, pendant l'intervalle des contractions, ces muscles présentent un ralentissement de leur circulation;

ils fixent les principes carbonés du sang et accumulent des matériaux pour leurs futures contractions.

De même pour le système nerveux. Pendant la veille, pendant la période d'activité il est hyperémié, et les cellules nerveuses brûlent et détruisent les matières combustibles contenues dans leur intérieur. Pendant le sommeil, pendant le repos, la circulation des centres nerveux est ralentie et leurs cellules absorbent et assimilent à loisir les matières combustibles destinées à entretenir les phénomènes de la veille.

On comprend maintenant combien est important le rôle des nerfs vaso-moteurs veineux et artériels. Ce sont eux qui, en accélérant ou en ralentissant localement les circulations capillaires, tiennent sous leur dépendance tous les phénomènes de nutrition, aussi bien ceux d'assimilation que ceux de désassimilation. On comprend aussi pourquoi l'intégrité de ces nerfs et des vaisseaux qu'ils animent est indispensable à l'accomplissement régulier de la nutrition et pourquoi enfin la paralysie des vaisseaux, c'est-à-dire l'inflammation, produit si aisément des troubles dans la nutrition et la texture intime des éléments histologiques.

Action de l'inflammation sur les éléments histologiques. — Cette action est bien plus marquée pour les inflammations chroniques que pour les aiguës. Celles-ci durent trop peu pour modifier profondément les éléments histologiques. Elles les respectent, les paralysent momentanément ou les détruisent, mais n'altèrent pas leur texture intime. Elles ont pour ainsi dire quelque chose de traumatique. Les inflammations chroniques ayant bien plus de temps pour agir laissent après elles des traces beaucoup plus profondes.

Action des inflammations aiguës sur les éléments histologiques.—Légères, les inflammations aiguës n'exercent aucune action sur la constitution des éléments histologiques : plus intenses, elles altèrent profondément les tissus et peuvent même les détruire, mais c'est d'une manière indirecte et en quelque sorte accidentelle.

Tantôt ce sont des exsudats séreux, fibrineux, purulents, tuberculeux ou goutteux qui compriment ou distendent les éléments histologiques, oblitèrent les mailles des tissus, arrêtent la circulation interstitielle et déterminent ainsi la paralysie, la rupture, la gangrène ou la résorption des tissus enflammés.

D'autres fois, c'est une sérosité âcre sécrétée par une muqueuse enflammée qui corrode les cellules épidermiques en produisant une érosion de la peau.

D'autres fois, enfin, ce sont des principes septiques, provenant de la stagnation du sang ou de la décomposition du pus, qui irritent les éléments histologiques avec lesquels ils se trouvent en contact, etc. Toutes ces lésions ont, je le répète, quelque chose d'accidentel. Elles compliquent fréquemment l'inflammation aiguë, mais elles ne lui appartiennent pas.

Action des inflammations chroniques sur les éléments histologiques. — Tout à l'heure j'ai dit qu'à l'état normal la nutrition était constituée par deux actes antagonistes, l'assimilation et l'élimination correspondant à deux états opposés de la circulation capillaire, son ralentissement et son accélération. A l'état physiologique, ces deux phases de la nutrition sont toujours combinées ensemble et se compensent mutuellement. L'assimilation n'a lieu que pour préparer l'élimination, et celle-ci est indispensable pour que l'assimilation puisse se reproduire.

Dans les inflammations il n'en est plus de même. La circulation capillaire est alors profondément troublée ; au lieu d'être constituée par des alternatives d'hyperémie et d'anémie, elle présente un état invariable soit de congestion, soit d'engorgement. Dans les tissus enflammés, le cours du sang n'est pas alternativement accéléré et retardé, mais il est ou toujours accéléré ou toujours ralenti, suivant qu'il existe de la congestion ou de l'engorgement. Or c'est précisément cette invariabilité de la circulation capillaire qui trouble la nutrition des éléments histologiques et altère leur texture.

Dans la congestion, les tissus se trouvent le siége d'une circulation capillaire exagérée et partant présentent la seconde phase de la nutrition, celle de l'élimination. Sous cette influence, les éléments histologiques perdent constamment leurs parties les plus solubles et ne peuvent plus réparer leurs pertes. Ils diminuent donc de volume, ils s'atrophient puis finissent par être résorbés entièrement et par disparaître.

Cette action atrophiante de la congestion chronique sur les tissus est prouvée par l'expérience. Si sur un animal on resèque le sympathique du cou de manière à produire une congestion chronique de la face, on constate au bout d'un certain temps une atrophie très-évidente de la face du côté malade et tout particulièrement de l'œil. Le même effet s'observe certainement chez l'homme ; il suffit de citer l'atrophie du derme qui succède si fréquemment à la congestion de l'eczéma chronique. Seulement, pour que cette atrophie se produise, il faut que la congestion persiste longtemps. Aussi est-elle assez rare, parce que les inflammations chroniques présentent bien plus souvent la forme engorgée que la forme congestive, tandis que c'est précisément le contraire pour les inflammations aiguës.

Dans l'engorgement, les tissus sont le siége d'une circulation ralentie ; les éléments histologiques sont baignés par un sérum abondant, mais stagnant ; ils absorbent, ils assimilent tranquillement les matériaux du sang et présentent d'une manière exagérée la première phase de la nutrition, celle de l'assimilation. Les cellules, fixant toujours dans leur intérieur de nouveaux principes qu'elles n'éliminent plus, s'altèrent en présentant l'une des trois lésions suivantes : l'*hypertrophie*, l'*hyperplasie*, la *dégénérescence graisseuse*.

1° *Hypertrophie.* — C'est le premier degré des lésions de l'engorgement chronique ; quand elle existe, les éléments histologiques fixant les matériaux du plasma s'accroissent de diverses manières, ils grossissent, s'allongent ou s'élargissent, leurs parois deviennent plus épaisses, ils paraissent plus opaques, moins transparents, ils se remplissent de matière granuleuse, enfin leurs noyaux deviennent plus nombreux, plus volumineux, et renferment dans leur intérieur des nucléoles en plus grande abondance. Cette hypertrophie des éléments histologiques est très-fréquente dans l'inflammation. Il suffit d'en citer comme exemple : l'hypertrophie des cellules du cartilage dans l'arthrite chronique ; l'hypertrophie des cellules conjonctives de la cornée dans la kératite ; l'hypertrophie des fibres musculaires dans la myosite, etc.

2° *Hyperplasie.* — Dans cette forme de l'engorgement chronique, les matières assimilées ne se bornent plus à hypertrophier l'élément histologique qui les a absorbées, mais elles s'organisent et forment de nouvelles cellules semblables à celles dont elles proviennent.

Suivant que les matières assimilées restent dans l'intérieur des cellules enflammées ou qu'elles s'en échappent, les nouveaux éléments histologiques se forment à l'intérieur ou à l'extérieur des anciens. En définitive, l'hyperplasie n'est qu'une nutrition très-exagérée. Quand les matériaux assimilés par une cellule sont peu abondants, ils se bornent à l'hypertrophier; quand ils sont en quantité trop grande pour être employés intégralement de cette façon, ils forment des éléments nouveaux semblables à ceux qui leur ont donné naissance.

L'hyperplasie s'observe très-fréquemment dans les inflammations chroniques; il n'est pas un seul élément histologique qui ne la présente, mais c'est surtout le tissu conjonctif, les capillaires, les cellules épidermiques et épithéliales, qui en sont le plus souvent affectés. Aussi ces divers tissus forment-ils le plus grand nombre des tumeurs.

Les tissus hyperplasiques de nouvelle formation ne ressemblent pas tout à fait à ceux dont ils proviennent; ils sont plus délicats, plus mous, plus enclins à se gangrener, et cela surtout lorsqu'ils sont nés d'éléments histologiques provenant eux-mêmes d'une hyperplasie. C'est que les cellules, à mesure qu'elles végètent, perdent de leur force plastique. Les cellules mères sont plus robustes que leurs filles, celles-ci plus robustes encore que les petites-filles, et ainsi de suite indéfiniment : aussi les dernières cellules produites sont-elles d'une délicatesse extrême; elles se nécrosent avec la plus grande facilité, souvent même elles ont perdu la faculté de se reproduire : c'est ce qui explique pourquoi les tumeurs hyperplasiques, telles que les cancers, les enchondromes, les tumeurs embryoplastiques, se terminent fréquemment par ulcération spontanée et par gangrène moléculaire.

3° *Dégénérescence graisseuse.* — C'est le dernier degré des lésions de l'engorgement. Dans cette forme, les éléments histologiques ne brûlent plus ou n'éliminent plus les matières grasses qu'ils ont fixées à leur intérieur, et ces matières grasses, s'accumulant de plus en plus, finissent par remplir tout l'élément histologique et par remplacer toutes les autres matières constituantes. En même temps, sous l'influence de cette lésion profonde de la nutrition, les parois des cellules malades se ramollissent, et finissent par se déchirer et se détruire. Les tissus dégénérés se trouvent alors réduits en une masse pulpeuse riche en granulations graisseuses. Cette altération peut se rencontrer dans tous les éléments histologiques, mais elle est surtout fréquente dans les tissus musculaire et nerveux, qui sont ceux où les phénomènes de combustion sont le plus prononcés, et où partant leur suppression est la plus fâcheuse.

4° *Dégénérescence amyloïde.* — Il existe une autre espèce de dégénérescence dans laquelle les matières combustibles accumulées dans l'intérieur des éléments histologiques ne sont point des substances grasses, mais des matières ternaires exactement semblables à la cellulose des végétaux, et partant de la même nature que l'amidon. Ces matières *amyloïdes*, c'est le nom qu'on leur donne, s'accumulent parfois dans l'intérieur des éléments histologiques, où elles produisent une dégénérescence semblable à la dégénérescence graisseuse, et provoquée, comme cette dernière, par une fixation exagérée de matière combustible et par une suppression des phénomènes de combustion.

QUINZIÈME LEÇON

6 janvier 1865.

Inflammations des organes.

MESSIEURS,

Dans la précédente leçon, je vous ai dit d'une manière générale quelle était l'action de l'inflammation sur les éléments histologiques. Je veux aujourd'hui compléter ce sujet en passant en revue les divers organes et les lésions qu'ils présentent sous l'influence de l'inflammation.

Peau. — Lorsque la peau est congestionnée d'une manière chronique, son derme s'amincit, s'atrophie et paraît comme parcheminé, en même temps son épiderme devient moins épais, et forme une couche mince, lisse et luisante, laissant voir le derme par transparence. Souvent il se déchire et donne lieu à des excoriations et à des gerçures difficiles à guérir. Toutes ces lésions s'observent de la manière la plus nette dans l'eczéma chronique qu'on peut prendre pour type des congestions chroniques de la peau.

Dans l'engorgement de la peau, le derme est hypertrophié, épaissi; il donne naissance à des végétations, à des fongosités, sa surface devient inégale et comme tubéreuse. C'est par exemple ce qu'on observe dans le lichen et la couperose. Quand l'engorgement est plus léger, ou qu'il occupe seulement la superficie de la peau, il détermine une sécrétion plus abondante de l'épiderme, et donne lieu au phénomène de la desquamation.

Bulbes pileux. — Quand les bulbes pileux sont congestionnés, leur surface devient le siége d'une exsudation abondante qui humecte la racine du poil, la ramollit et détermine bientôt la chute du poil. En effet, pour que celui-ci tienne, il faut que sa racine soit sèche et adhérente, et dès que cette racine se trouve gorgée d'humeur, le poil ne tient plus à rien. L'engorgement du bulbe pileux donne lieu à une lésion remarquable. Il ne produit pas l'hypertrophie du poil ainsi qu'on pourrait le croire; mais il détermine le remplacement des cellules de poil par des cellules épidermiques ordinaires. On voit alors le bulbe pileux se remplir de cellules épidermiques qui affleurent à la surface de la peau; parfois même ces cellules d'épiderme forment de petites languettes qui font saillie à la surface du tégument, et ressemblent à des piquants.

Glandes sébacées. — La congestion de ces glandes s'accompagne d'une production abondante de sérosité qui humecte toute la peau et trempe les cheveux, exactement comme si on les avait mis dans l'eau. C'est l'*acne madida* des auteurs.

Dans l'engorgement des glandes sébacées, on observe un accroissement du sébum sécrété dans l'intérieur des follicules. Tantôt ce sébum se moule sur le glandule et prend la forme d'un ver ; d'autres fois il se concrète à la surface de la peau, c'est l'*acne sebacea ;* d'autres fois, enfin, il augmente considérablement le follicule et lui fait prendre une forme globuleuse comme dans les tannes et les loupes.

Glandes sudoripares. — Dans la congestion, elles sécrètent moins de cellules de sueurs et laissent suinter une grande quantité de sérosité alcaline ; aussi, la sueur dans ce cas est-elle souvent alcaline ou neutre. Dans l'engorgement des glandes sudoripares, il se produit une sécrétion abondante de cellules de sueur riches en acides gras. Ces acides communiquent à la sueur une acidité plus grande que de coutume et une odeur forte caractéristique.

Muqueuses. — Quand les muqueuses sont congestionnées, elles sécrètent leur épithélium en quantité moindre et laissent suinter en abondance une sérosité alcaline ; il en résulte des flux séreux plus ou moins abondants tels que ceux de l'ophthalmie, du coryza, de la gastralgie et de la diarrhée.

Dans l'engorgement, les muqueuses s'épaississent, s'hypertrophient, se couvrent de granulations, de végétations, de polypes, etc. Telles sont par exemple les granulations de la conjonctive et de la muqueuse pharyngienne; telle est encore l'hypertrophie des valvules conniventes si fréquente à la suite des diarrhées chroniques.

Séreuses et synoviales. — Lorsqu'elles sont congestionnées, ces membranes laissent suinter à leur surface de la sérosité alcaline qui remplit la cavité de la séreuse ou de la synoviale, et produit ainsi les épanchements séreux des pleurésies, des péritonites, des hydarthroses, etc.

Quand la séreuse est engorgée, elle s'hypertrophie; à sa surface apparaissent des vaisseaux et du tissu conjonctif de nouvelle formation, qui sont une végétation de la séreuse malade, et non une transformation des fausses membranes. Quand les parois opposées sont le siége d'un semblable travail, elles se soudent bientôt entre elles et contractent des adhérences. Dans la congestion des séreuses ces adhérences ne s'observent pas, et la cavité, siége de l'épanchement, reste libre.

Tissu osseux. — La congestion des os est l'ostéite *raréfiante* des auteurs. Dans cette forme, l'os perd les sels calcaires qui l'imprègnent, les canalicules de Havers deviennent plus larges, et bientôt le tissu conjonctif de l'os, débarrassé des matières terreuses qui le dissimulaient, se montre à nu et forme des granulations rosées.

L'engorgement du tissu osseux correspond à l'ostéite dite *condensante*. L'os malade se charge alors de sels calcaires ; ses canalicules et ses aréoles s'oblitèrent et son tissu présente la blancheur et la consistance de l'ivoire.

Muscles. — Dans l'inflammation congestive, le tissu musculaire s'atrophie ; ses fibres se vident des matières qu'elles contiennent et se transforment en véritable tissu fibreux. Dans l'engorgement, les fibres contractiles commencent d'abord par s'hypertrophier et s'hyperplasier. A un degré plus avancé, elles éprouvent la dégénérescence graisseuse ou amyloïde, et perdent toute contractilité. Cette lésion des muscles est désignée habituellement sous le nom d'*atrophie*. On peut, si l'on veut, conserver ce nom, mais c'est à la condition de distinguer deux atrophies, l'une, suite de dégénérescence fibreuse et produite par la congestion, l'autre, suite de dégénérescence graisseuse ou amyloïde, et consécutive à l'engorgement.

Nerfs. — Dans la congestion, les nerfs s'atrophient; ils se vident de leur substance médullaire, restent formés par leur tube seul, et prennent une teinte noirâtre. Dans l'engorgement, les nerfs présentent d'abord une hypertrophie, non des éléments nerveux eux-mêmes, mais du tissu conjonctif qui s'y trouve mélangé. A un degré plus avancé de l'engorgement, le tissu nerveux devient le siége d'une dégénérescence graisseuse ou amyloïde.

Glandes salivaires. — Dans la congestion, les glandes salivaires sont le siége d'une exsudation abondante de sérosité. Elles secrètent alors un liquide séreux contenant peu ou point de principes salivaires; c'est la *sialorrhée* des auteurs.

Dans l'engorgement des glandes salivaires, celles-ci s'hypertrophient, s'hyperplasient et présentent les diverses tumeurs des glandes salivaires, les tumeurs adénoïdes, cancéreuses, conjonctives, etc.

Le pancréas présente des lésions de même nature, mais encore imparfaitement connues.

Foie. — Le foie, on le sait, est le siége de deux sécrétions. L'une, sucrée, est interstitielle et a lieu dans les cellules mêmes du tissu du foie; l'autre, bilieuse, a son siége dans les cellules épithéliales tapissant les canalicules biliaires. Ces deux sécrétions paraissent de plus être sous la dépendance de vaisseaux différents, la première relevant plus particulièrement de l'artère hépatique, tandis que la seconde est plus directement placée sous l'influence de la veine porte.

Lorsque le foie est congestionné par la paralysie de l'artère hépatique, il y a une élimination plus abondante du sucre des cellules hépatiques. Ce sucre pénètre dans le sang et produit un *diabète* sucré. A ce propos il est bon de dire qu'il y a plusieurs espèces de diabètes sucrés très-importants à distinguer les uns des autres, car leur pronostic est loin d'être le même. Un premier diabète est tout à fait étranger au foie; il est produit par une absorption exagérée du glycose provenant de l'alimentation. Ce glycose arrive dans le sang en trop grande masse à la fois pour y être employé intégralement, et l'excès s'élimine par les urines. Ce diabète a pour caractère de se produire après la digestion et d'être passager; de plus, il n'offre aucune gravité et n'a besoin d'aucun traitement.

Le second diabète est celui provoqué par la congestion du foie. Ici l'excès de glucose ne vient pas des aliments, mais des cellules du foie. Il offre également peu de dangers et est très-passager, parce que les cellules du foie se sont bien vite débarrassées de tout le sucre qu'elles contenaient, et ne peuvent plus en produire d'autre. Tel est, par exemple, le diabète qui apparaît à la suite des lésions traumatiques du bulbe.

Enfin, le troisième diabète est beaucoup plus commun, beaucoup plus durable, et surtout beaucoup plus grave, puisqu'il se termine d'ordinaire par la mort. Ce diabète ne provient pas d'une absorption ou d'une sécrétion exagérée de glycose, mais bien d'une non-destruction de ce principe. On sait par les travaux de Cl. Bernard que le glycose se montre dans tous les tissus qui se développent, et que sa présence comme sa destruction sont indispensables à la formation des nouvelles cellules. La fermentation alcoolique et la genèse des cellules de la levure de bière sont un exemple bien connu de cette loi. Cela posé, dans certaines maladies très-graves, dans les affections gangréneuses, dans la dernière période de la phthisie, il arrive que les éléments histologiques, atteints profondément dans leur vitalité, cessent de se développer, et partant cessent de détruire le glycose contenu dans le sang : ce glycose reste donc inaltéré, de même que dans la fermentation alcoolique, le sucre reste en partie intact lorsque la levure de bière manque des matériaux azotés nécessaires à son développement. On comprend maintenant pourquoi cette dernière forme de diabète est si grave. Ce n'est pas parce que le sang contient un excès de glucose ; cette lésion est par elle-même peu de chose et n'entraînerait pas la mort; mais c'est parce que les éléments histologiques ont perdu leur force de reproduction et leur vitalité, et qu'il est impossible de vivre bien longtemps avec des tissus aussi profondément lésés dans leurs propriétés vitales. Ce n'est pas à dire que la présence d'un excès de glycose dans le sang ne donne lieu à quelques accidents. Ce principe irrite la vessie et produit de la dysurie; de plus, par suite de ses propriétés hygrométriques, il deshydrate les extrémités nerveuses des nerfs du pharynx, et provoque une soif inextinguible. Naturellement, les malades ayant toujours soif boivent beaucoup, et urinent dans la même proportion, l'eau des urines ne pouvant provenir que de l'eau ingérée. C'est ce qui explique la polyurie des diabétiques.

Il existe aussi des diabètes non sucrés. Dans ce

cas, la polydipsie est due à quelque lésion des nerfs buccaux ou pharyngiens, siége de la sensation de la soif. J'ai observé ce fait chez un diabétique non sucré, qui buvait jusqu'à 30 litres d'eau par jour, et où la soif était évidemment produite par une tumeur indolente du maxillaire inférieur, tumeur qui comprimait le nerf lingual et le paralysait légèrement.

Dans l'engorgement du foie consécutif à la paralysie de la veine sus-hépatique, la sécrétion sucrée du foie cesse et les cellules hépatiques se remplissent de plus en plus de matières glycogéniques. Cette lésion est très-facile à produire chez les animaux; mais on ne l'observe pas chez l'homme à cause de la destruction si facile de la matière glycogénique.

La sécrétion bilieuse a son siége dans les cellules épithéliales qui tapissent les canalicules biliaires. Ces cellules créent de toutes pièces certains principes, notamment les acides cholique et choléique, mais elles empruntent au sang les matières colorantes de la bile, la bilifulvine et la biliverdine. Cela posé, lorsque le foie est congestionné par une paralysie du tronc cœliaque, les canalicules biliaires deviennent le siége d'une exsudation séreuse abondante et le foie sécrète une grande quantité de bile très-aqueuse. Telle est l'origine des flux séroso-bilieux qu'on observe dans un grand nombre de maladies. Quant, au contraire, le foie est engorgé par la paralysie de la veine porte, les cellules hépatiques élaborent une grande quantité de matières bilieuses et le foie sécrète alors une bile âcre, foncée en couleur, pauvre en eau et laissant aisément déposer des calculs biliaires.

Jusqu'à présent, je ne me suis occupé que des sécrétions du foie, mais le tissu même de cet organe éprouve des lésions semblables à celles observées ailleurs. Dans la congestion, il s'atrophie et produit l'affection connue sous le nom de cirrhose. Dans l'engorgement, il s'hypertrophie et finalement devient le siége d'une dégénérescence graisseuse ou amyloïde.

Reins. — Dans la congestion, les reins, siége d'une exsudation séreuse abondante, sécrètent un flux d'urine claire comme de l'eau de roche et très-pauvre en matières solides. Si cette congestion continue, elle finit par amener une cirrhose des reins analogue à celle du foie.

Dans l'engorgement, les reins présentent l'hypertrophie puis la dégénérescence graisseuse, qui caractérisent la maladie de Bright. Les cellules épithéliales des reins étant dégénérées, tombent et ne se reproduisent plus; elles laissent à nu la substance du rein et ouvrent ainsi un libre passage à l'albumine du sang. Le sérum, devenant plus pauvre en albumine, et partant plus riche en eau, exsude plus facilement à travers les capillaires et produit l'anasarque. Enfin, quand cette hydropisie s'opère dans les centres nerveux, elle amène ces paralysies et ce coma, qu'on observe si souvent à la suite de l'albuminurie, et qu'on a attribués à tort à l'urémie.

Testicules. — Dans la congestion, ils sont le siége d'une exsudation abondante produisant la *spermatorrhée.* Si la congestion se prolonge, elle entraîne une atrophie du testicule et une stérilité précoce.

Dans l'engorgement, le testicule présente d'abord une hypertrophie, c'est le testicule induré et les divers sarcocèles; plus tard, il est le siége d'une dégénérescence graisseuse. Le tubercule du testicule est une des formes de cette dégénérescence.

Ovaire. — La congestion de cet organe produit son atrophie et entraîne une ménopause et une stérilité prématurée.

L'engorgement détermine l'hypertrophie du tissu ovarique; c'est lui qui produit les kystes de l'ovaire et les autres tumeurs de cet organe.

Mamelle. — Dans la congestion, cette glande est le siége d'un flux séreux qui provoque la galactorrhée. Si la congestion se prolonge, elle amène l'atrophie des seins et une cessation précoce de la sécrétion lactée.

L'engorgement de la mamelle produit les tumeurs adénoïdes et les autres tumeurs du sein.

Glandes chylo-poiétiques, ganglions lymphatiques, rate, corps thyroïde, follicules clos de l'intestin. —

Dans la congestion, ces divers organes s'atrophient et offrent une espèce de cirrhose comparable à celle des reins et du foie.

Dans l'engorgement, ces mêmes organes s'hypertrophient, s'indurent, se remplissent de cavités enkystées, et présentent enfin une dégénérescence graisseuse ou amyloïde, surtout cette dernière.

SEIZIÈME LEÇON

9 janvier 1865.

Causes des inflammations.

Messieurs,

Les inflammations, vous le savez, sont causées par la paralysie des vaisseaux soit de leurs fibres musculaires, soit de leurs tubes nerveux.

Sous le rapport de leur cause, les paralysies vasculaires sont-elles mêmes de deux espèces : elles sont *provoquées*, c'est-à-dire produites par des agents extérieurs; elles sont *spontanées*, ce qui ne veut pas dire qu'elles n'ont pas de cause, mais bien qu'elles sont produites par une cause intime résidant dans l'intérieur même des tubes nerveux et des fibres musculaires. C'est exactement comme une maison qui peut être détruite par des agents extérieurs, le feu, l'eau, etc., mais qui peut aussi être ruinée par des causes intérieures, dépendant d'un vice de construction, une poutre trop faible qui se brise, un mur mal bâti qui s'écroule, etc.

Inflammations provoquées. Elles sont produites par trois sortes de causes : les mécaniques, les physiques et les chimiques.

Les causes mécaniques sont les blessures, les compressions, les écrasements, les corps étrangers, et enfin les animaux et végétaux parasites. Toutes ces causes ont pour caractère commun de produire des inflammations, dans les points mêmes où elles ont été appliquées et non ailleurs.

Les causes physiques sont la chaleur, le froid, la lumière et l'électricité. Comme les précédentes, ces causes agissent sur le point même de leur application. Cependant la chaleur et le froid peuvent enflammer des organes autres que ceux exposés directement à leur action. Ce résultat est obtenu par le sang qui, après s'être réchauffé ou refroidi à l'extérieur, va atteindre les organes profondément situés. Cela est surtout vrai pour le froid ; si le refroidissement des pieds cause si fréquemment des maladies, ce n'est pas à cause du froid aux pieds, considéré en lui-même, mais c'est parce que ce refroidissement des extrémités a abaissé la température de tout le sang et a refroidi tous les organes, même les plus cachés.

Les causes chimiques sont toutes les substances minérales ou organiques susceptibles de paralyser les vaisseaux. Ces substances agissent bien quelquefois sur le point même de leur application, les caustiques en sont un exemple, mais le plus souvent elles sont absorbées et n'altèrent les tissus que par l'intermédiaire du sang.

Les paralysies provoquées peuvent être de nature musculaire ou nerveuse, suivant que la cause morbide a agi sur les fibres musculaires, ou sur les nerfs des vaisseaux.

Les causes mécaniques produisent indifféremment les deux sortes d'inflammations, cela dépend du point d'application de la force mécanique.

Quand le chaud et le froid sont très-intenses, ils paralysent simultanément les nerfs et les muscles des vaisseaux; mais, quand ils sont modérés, ils exercent sur les vaisseaux une action spécifique très-remarquable. La chaleur paralyse les fibres musculaires et respecte les tubes nerveux; au contraire, le froid paralyse les tubes nerveux, et, bien loin de diminuer l'irritabilité musculaire, il l'augmente. Cette action élective du froid et du chaud est prouvée par l'expérience directe, et, pour le clinicien, son importance est capitale. Chose remarquable, le froid et le chaud, bien qu'ils soient opposés, peuvent agir, pour ainsi dire simultanément, sur les vaisseaux et produire des paralysies mixtes. C'est en effet ce qui a lieu dans toutes les maladies causées par une transition brusque du chaud au froid. Dans ce cas, les vaisseaux déjà à demi paralysés par la chaleur se trouvent paralysés complétement par le froid qui détruit l'excitabilité des nerfs, sans rendre pour cela leur irritabilité aux fibres contractiles, qui restent paralysées encore un certain temps, alors même que la chaleur a cessé d'agir sur elles.

Les mêmes considérations s'appliquent aux maladies causées par un brusque passage du froid au chaud. Des vaisseaux exposés au froid seul ou à la chaleur seule, conservent intacte leur excitabilité ou leur irritabilité, et peuvent continuer de fonctionner. Mais si, coup sur coup, ils sont frappés par le froid et le chaud, ils perdent en même temps leur irritabilité et leur excitabilité, et se paralysent. C'est ce qui explique pourquoi les refroidissements sont une cause si fréquente de maladie.

Les agents chimiques introduits dans le sang exercent de même une action élective sur les éléments histologiques des vaisseaux, et frappent tantôt leurs fibres musculaires, tantôt leurs fibres nerveuses.

Les substances qui agissent de préférence sur les fibres musculaires sont irritantes. Elles ont pour caractère de produire une inflammation locale, dans les points où elles ont été appliquées.

Ces substances sont très-nombreuses; les principales sont : les sels de fer, le tannin, le ratanhia, la créosote, l'alun, les acides minéraux, la potasse, la soude, le borax, la chaux, l'ammoniaque, l'iode, le chlore; les sels d'antimoine, de zinc, de cuivre, de plomb, d'argent, de mercure, d'arsenic; la moutarde, les cantharides, le garou, les renonculacées, les euphorbiacées, la digitale, l'ipéca, le ricin, le croton tiglium, le jalap, le turbith, la scammonée, l'aloès, la coloquinte, l'ellébore, le colchique, le séné, la gomme-gutte, la rhubarbe la manne, la magnésie, la crème de tartre, le sulfate de magnésie, le sulfate de soude, le phosphate de soude, etc.

Les substances qui s'attaquent de préférence aux tubes nerveux ont pour caractère de pouvoir être absorbées sans produire une inflammation au niveau de leur application. A cette classe appartiennent : l'opium, la belladone, le datura, le tabac, la jusquiame, la douce-amère, la morelle, la laitue, la ciguë, l'acide cyanhydrique, les amandes amères, le laurier-cerise, la strychnine, le quinquina, la quassia amara, la gentiane, la centaurée, la chicorée, le café, le thé, le chocolat, l'alcool, l'éther, le chloroforme, l'essence de térébenthine, etc.

L'action élective des substances sur les fibres contractiles et les tubes nerveux est rarement absolue.

Non-seulement ces substances, prises à fortes doses, paralysent en même temps et les nerfs et les muscles; mais même aux doses les plus faibles, elles attaquent simultanément ces deux sortes d'éléments histologiques, toutefois d'une manière très-inégale. Leur action élective est tout simplement une action prépondérante; cela se comprend aisément si l'on réfléchit que les éléments histologiques sont, en définitive, composés de substances de nature semblable, qui, sauf une différence de susceptibilité, se comportent à peu près de même avec les agents toxiques.

On peut étudier de plus près encore la cause des inflammations et se demander par quel mécanisme les principes toxiques produisent la paralysie des fibres musculaires et des tubes nerveux.

La fibre musculaire est un tube, rempli, à l'état frais, d'une substance liquide. Si les micrographes l'ont trouvée composée de fibrilles qu'ils ont décrites minutieusement, c'est tout simplement parce qu'ils étudient la fibre musculaire lorsqu'elle s'est coagulée et que sa fibrine s'est solidifiée en fibrilles grêles, exactement semblables à celles que donne la fibrine du sang.

La contraction musculaire est produite par une endosmose, qui fait pénétrer le sérum du sang dans l'interieur de la fibre contractile. Par suite de cette endosmose, la fibre se distend, elle se gonfle, elle change de forme, elle s'élargit, elle se raccourcit, en un mot, elle se contracte.

On peut se faire une idée de ce phénomène en injectant de l'eau dans un fragment d'intestin noué à ses deux bouts. A mesure que la quantité du liquide injecté augmente, on voit l'intestin se contracter, c'est-à-dire se gonfler, s'élargir et se raccourcir. Cette contraction est d'autant plus prononcée, que le fragment d'intestin est plus long et plus étroit. Or, comme les fibres musculaires sont très-allongées, eu égard à leur diamètre, il est clair qu'elles présenteront dans toute sa force ce phénomène de la contraction.

Naturellement, le relâchement des muscles qui succède à leur contraction est produit par une exosmose qui fait sortir le sérum de l'intérieur de la fibre musculaire et lui rend sa forme et ses dimensions primitives.

Cela posé, pour que la contraction puisse s'accomplir, il faut la réunion de trois conditions : D'abord, il faut que le tube musculaire soit intact, et qu'il ait conservé son élasticité, sa porosité et toutes ses propriétés physiologiques.

En second lieu, il faut que les matières contenues dans l'intérieur de la fibre musculaire soient à l'état liquide et, de plus, qu'elles possèdent les propriétés chimiques et physiques, propres à produire les phénomènes d'endosmose et d'exosmose.

Enfin, il faut que le sérum, baignant la fibre musculaire, soit en quantité suffisante et présente les propriétés chimiques et physiques requises pour pénétrer dans la fibre musculaire, puis pour en ressortir la contraction accomplie.

Les agents morbides peuvent donc paralyser les fibres musculaires de trois façons différentes. Tantôt ils détruisent, divisent, dilacèrent le tube musculaire; c'est ce que font les actions mécaniques, les coupures, les contusions, etc. D'autres fois ils coagulent le contenu de la fibre musculaire; c'est ce que font la chaleur et un certain nombre de substances chimiques. D'autres fois enfin, ils se bornent à altérer le sérum et à le priver de ses propriétés endosmotiques. Les sels neutres alcalins, employés comme purgatifs, les sulfates de soude et de magnésie, paraissent agir de cette façon.

Ces trois sortes de paralysies n'ont pas, tant s'en

faut, la même gravité. Les déchirures, les divisions, les destructions des tubes musculaires, sont incurables, ou du moins lentes à guérir, la régénération des fibres musculaires et leur cicatrisation étant rares et difficiles.

La paralysie, par altération du contenu des fibres contractiles, est bien plus rapide à guérir, puisqu'il suffit pour cela que la fibre musculaire se vide et renouvelle son contenu, opération toute physiologique et qui exige peu de temps, quelques heures ou quelques journées.

Enfin, la troisième espèce de paralysie est d'une guérison encore plus facile. En effet, pour l'obtenir, il suffit que le sérum du sang soit modifié, et ait repris ses propriétés physiologiques. Or, quelques minutes, quelques heures tout au plus y suffisent amplement.

Telles sont les raisons pour lesquelles les causes morbides peuvent produire des paralysies musculaires de durée variable. Chose importante, cette durée des paralysies est tout à fait indépendante de leur intensité. Une paralysie peut être complète et ne durer qu'un instant; elle peut être légère et persister indéfiniment. C'est que l'intensité de la paralysie est due à l'énergie de la cause morbide, tandis que la durée des paralysies dépend de la nature de la lésion et nullement de son intensité.

La paralysie des nerfs donne lieu à des considérations semblables : l'excitabilité des tubes nerveux consiste à conduire des courants électriques qui circulent partie dans le cylinder axis, partie dans le sérum baignant le tube nerveux. Pour que les nerfs fonctionnent bien, il faut donc trois conditions : 1° que le tube nerveux soit intact et qu'il retienne dans son intérieur la substance médullaire; 2° que la substance médullaire ne soit pas coagulée, et qu'elle forme une gaîne complète isolant parfaitement le cylinder axis; 3° que le sérum ait ses propriétés physiologiques et conduise suffisamment bien les courants électriques qu'il est chargé de transmettre. Naturellement les causes morbides paralysent les nerfs en supprimant l'une de ces trois conditions. De même que pour les fibres musculaires, les paralysies les plus persistantes sont celles produites par la lésion du tube nerveux; viennent ensuite celles déterminées par les altérations du contenu des tubes nerveux; enfin arrivent, en dernier lieu, celles provoquées par une modification du sérum. Du reste, comme pour la fibre contractile, la durée de la paralysie est indépendante de son intensité, et cela pour la même raison.

Inflammations spontanées. — Ces inflammations sont déterminées par des paralysies qui se produisent toutes seules, sans l'intervention d'une cause morbide extérieure, ou du moins sous l'influence de causes morbides très-faibles et tout à fait insuffisantes. Voici la théorie de ces paralysies :

A mesure que l'on avance en âge, les éléments histologiques qui composent le corps vieillissent et perdent une partie de leur vitalité. Les membranes des cellules qui ne se renouvellent pas et restent exactement les mêmes et composées de la même matière depuis la naissance jusqu'à la mort, ces membranes s'altèrent en fonctionnant; elles perdent leur porosité, elles s'amincissent, elles s'affaiblissent, et il arrive fatalement un moment où elles deviennent incapables de remplir leurs fonctions; les éléments histologiques se paralysent alors, et cela sans cause extérieure et tout simplement parce que leurs membranes enveloppantes se trouvent usées.

D'un autre côté, les matières contenues dans l'intérieur des cellules perdent leur puissance d'assimilation; à force de se renouveler, elles s'altèrent, parce qu'à chaque renouvellement elles se reproduisent un peu différentes de ce qu'elles étaient. Il arrive donc tôt ou tard un moment où les éléments histologiques n'assimilent plus les matériaux du sang; ils cessent alors de se nourrir, ils deviennent incapables de remplir leurs fonctions, ils se paralysent donc encore, et cela spontanément et sans qu'il soit besoin d'invoquer l'intervention d'aucun agent morbide.

A l'état physiologique, les éléments histologiques composant le corps vieillissent tous en même temps et perdent simultanément leur vitalité. Dans ce cas, l'individu vieillit et s'affaiblit, il devient infirme, et finit par mourir sans présenter jamais de véritable maladie. C'est que la santé n'est que l'harmonie et l'accord des propriétés vitales des tissus, et que cette harmonie, cet accord, peuvent persister aussi bien entre des éléments histologiques affaiblis qu'entre des éléments histologiques ayant toute leur force. Prouvons cette théorie de la santé par un exemple.

L'apoplexie est souvent produite par un ramollissement des cellules du cerveau, qui n'offrent plus une résistance suffisante à l'afflux du sang et se laissent déchirer par ce liquide. Cet accident ne saurait arriver dans la vieillesse physiologique, parce qu'alors la force du cœur et la pression sanguine ont aussi diminué à mesure que le cerveau se ramollissait et que l'équilibre entre la substance nerveuse et la pression du sang se trouve toujours conservé. Il y aura, dans ce cas, faiblesse de l'intelligence, abaissement sénile des facultés, il n'y aura pas d'apoplexie; il se produira une infirmité, et non une maladie.

J'ai dit que dans la santé parfaite tous les éléments histologiques vieillissaient simultanément; mais cela est très-rare, le plus souvent certains éléments histologiques, certains organes entiers, vieillissent plus vite que les autres. Or cette vieillesse locale et précoce est la cause des affections spontanées, car les tissus ainsi débilités s'altèrent spontanément, ou du moins ils sont bien plus susceptibles que les autres à l'action des agents morbides, et les causes les plus faibles réussissent à troubler leurs fonctions.

Cette vieillesse précoce et localisée de certains éléments histologiques est ce qui constitue la *prédisposition morbide* et c'est à elle que sont dues les maladies si nombreuses qui se développent spontanément ou sous l'influence de causes morbides très-faibles.

Tantôt cette prédisposition morbide est *congénitale*, c'est-à-dire que les sujets ont apporté en naissant certains éléments histologiques ayant une vitalité faible, et cela par suite de l'hérédité ou des accidents survenus pendant la grossesse. D'autres fois les prédispositions morbides sont acquises; elles résultent soit de mauvaises conditions hygiéniques, soit d'intoxications, soit de maladies antérieures qui ont débilité certains éléments histologiques et les ont mis dans un état de faiblesse entièrement comparable à celui provenant de l'hérédité.

Dans tous les cas, que les prédispositions morbides soient innées ou acquises, il en résulte un état tel de l'organisme qu'il contracte des maladies avec la plus grande facilité, soit tout à fait spontanément, soit par l'effet de causes morbides insuffisantes, telles qu'un courant d'air froid.

Cette prédisposition morbide explique encore pourquoi bon nombre de causes pathogéniques agissant sur l'économie d'une manière générale produisent cependant des maladies localisées : ainsi un même courant d'air froid frappant de la même façon plusieurs personnes, produira chez l'une une amygdalite, chez l'autre une conjonctivite, chez une troisième un rhumatisme articulaire aigu. C'est qu'en réalité ces trois individus ne se ressemblent pas : l'un a sa conjonctive faible, l'autre ses amygdales, l'autre ses articulations; le froid, même très-léger, enflamme aisément ces organes, déjà prédisposés à l'inflammation, tandis qu'il respecte les autres tissus et n'exerce sur eux aucune action.

Il ne faudrait pas confondre cette prédisposition morbide de l'économie avec l'action élective des agents morbides sur les éléments histologiques. L'action élective est due à la structure différente des éléments histologiques, qui sont modifiés par tel agent et ne le sont pas par tel autre. La prédisposition morbide est due à la faiblesse innée ou acquise de certains éléments histologiques, faiblesse qui les dispose à ressentir l'influence nuisible des causes morbides, sans s'opposer autrement à leur action élective.

DIX-SEPTIÈME LEÇON

13 janvier 1865.

Propagation et terminaison des inflammations. — Inflammations chroniques.

Messieurs,

Propagation des inflammations. — Rarement l'inflammation reste localisée dans les points où elle a débuté ; mais elle s'étend à des vaisseaux voisins ou même éloignés. On en a conclu que l'inflammation engendrait l'inflammation. Cela est vrai, mais dans deux cas seulement.

L'inflammation fait naître l'inflammation, quand elle s'accompagne d'exsudats qui compriment les tissus restés sains, paralysent leurs vaisseaux et les enflamment. Telles sont les inflammations que développent l'œdème, le pus, les tubercules, les fausses membranes, les tophus goutteux. Ces produits agissent d'une manière mécanique sur les tissus, et s'ils les enflamment, c'est grâce à des causes parfaitement appréciables et nullement en vertu de leur origine inflammatoire.

L'inflammation se propage encore aux tissus sains, quand elle donne naissance à des produits irritants, septiques ou virulents. Ces produits en pénétrant dans des vaisseaux bien portants, les paralysent et les enflamment. Mais c'est encore là un effet de la nature propre de ces produits, et non de l'inflammation considérée en elle-même. L'inflammation sécrète une cause d'inflammation, mais elle n'est pas elle-même cette cause.

A part les deux cas que je viens de citer, jamais l'inflammation ne produit l'inflammation ; sa propagation aux tissus restés sains n'est qu'une apparence, provenant de ce que les causes morbides qui frappent les organes ne paralysent pas tous les vaisseaux au même degré. Les uns, les plus malades, s'enflamment immédiatement, et c'est par eux que débute l'inflammation. Les autres, atteints plus légèrement, ne s'enflamment que plus tard, par suite de circonstances diverses, telles que la présence des exsudats, la fièvre, la diète, et enfin l'application de nouveaux agents morbides. Ces inflammations consécutives paraissent être causées par les premières, mais en réalité, elles sont seulement en retard, ayant exigé pour se développer, que les conditions efficientes de l'inflammation fussent plus prononcées.

Ainsi, quand on s'enrhume par suite d'un refroidissement, et qu'on voit l'inflammation atteindre successivement le nez, le larynx, la trachée et les bronches, c'est que ces quatre organes ont été frappés simultanément par le froid, mais inégalement. La muqueuse nasale, atteinte le plus fortement, s'enflamme la première, tandis que les autres muqueuses, plus légèrement affectées, ne se prennent que plus tard.

D'autres fois les inflammations, au lieu de se communiquer de proche en proche aux tissus voisins, se propagent à des tissus de même nature, mais non contigus. Ainsi, dans le rhumatisme articuaire, l'inflammation voyage d'une articulation à une autre articulation souvent très-éloignée, sans affecter la continuité des membres. Les inflammations de la peau se propagent de même à d'autres parties du tégument, les inflammations des muqueuses à d'autres muqueuses. Parfois même les inflammations de la peau se propagent aux muqueuses, et réciproquement celles des muqueuses à la peau. Tous ces phénomènes, parfaitement inexplicables pour ceux qui admettent la propagation de l'inflammation, sont au contraire très-clairs pour nous. Évidemment, dans tous ces cas, on a affaire à des paralysies vasculaires produites simultanément par une même cause morbide; mais ces paralysies étant d'intensité inégale, les inflammations qui en résultent sont successives. Elles se montrent donc les unes après les autres; de là la tendance à faire naître les dernières des premières apparues.

Etendue et intensité des inflammations. — Si limitée

que soit une inflammation, elle occupe toujours plusieurs capillaires à la fois. En effet elle intéresse au moins une artériole ou une veinule, et ces vaisseaux tiennent sous leur dépendance tout un réseau de capillaires qui se trouvent enflammés simultanément. Mais le plus souvent les causes morbides ont altéré un grand nombre de veinules et d'artérioles, et l'inflammation se trouve occuper un nombre immense de capillaires.

Cette étendue des inflammations n'est pas toujours proportionnée à l'importance de la cause morbide et à l'étendue des lésions produites. Ainsi, dans les inflammations de nature nerveuse, la lésion de quelques cellules, de quelques tubes nerveux, peut produire une inflammation occupant des vaisseaux nombreux. C'est seulement dans les inflammations de nature musculaire que le nombre des vaisseaux malades est proportionné à l'étendue des lésions existantes. Mais je n'insiste pas davantage, ce fait ayant déjà été indiqué dans ma troisième leçon.

L'intensité des inflammations est proportionnée à l'intensité des paralysies vasculaires, qui elle-même dépend de l'énergie des causes pathogéniques et du degré de la prédisposition morbide. Cependant l'intensité de l'inflammation dépend aussi beaucoup de l'état de la circulation. La circulation est-elle active, y a-t-il un mouvement fébrile intense, les sujets sont-ils sanguins, les inflammations, même légères, paraîtront très-violentes, parce que les vaisseaux, distendus par la présence du sang, présenteront au plus haut degré la rougeur, la chaleur, la douleur et la tuméfaction de la congestion. Au contraire, chez les sujets scrofuleux, anémiques ou convalescents, les paralysies vasculaires les plus profondes s'accompagnent de symptômes locaux et généraux peu prononcés, parce que chez eux le sang manque et ne peut distendre complétement les vaisseaux paralysés. Cette distinction est très-importante dans la pratique; car les paralysies vasculaires légères guérissent vite et bien, alors même qu'elles s'accompagnent des symptômes violents, tandis que les paralysies vasculaires profondes sont lentes et difficiles à guérir, bien qu'elles s'offrent sous un aspect insidieux et qu'elles présentent des phénomènes inflammatoires très-légers. D'habitude, on mesure la gravité des inflammations à l'intensité des phénomènes locaux et à la violence de la réaction fébrile. C'est là une indication souvent trompeuse, et l'on pourrait même presque dire que les inflammations les plus violentes sont les plus bénignes, celles qui guérissent le plus vite et le plus facilement. Ainsi la pneumonie franche paraît bien plus violente que celle des vieillards, des tuberculeux ou des fièvres typhoïdes, et pourtant elle est d'un pronostic infiniment plus favorable.

Terminaisons des inflammations. — L'inflammation peut se terminer de quatre manières différentes, par *résolution*, par *cicatrisation*, par *délitescence*, et enfin par le *passage à l'état chronique*.

1° *Terminaison par résolution*. — Elle a lieu lorsque la paralysie des vaisseaux cesse et lorsque les fibres musculaires et les tubes nerveux reprennent leurs fonctions physiologiques et reviennent à l'état normal. Dans ce cas, les phénomènes inflammatoires causés par la paralysie des vaisseaux disparaissent; en même temps, la congestion et l'engorgement cessent, les exsudats se résorbent et les tissus enflammés reprennent leurs fonctions. Naturellement, cette guérison par résolution est d'autant plus rapide et plus complète, que les éléments histologiques des vaisseaux malades étaient moins profondément paralysés. Cependant, même dans les cas les plus heureux, elle n'est jamais parfaite, en ce sens que les vaisseaux enflammés ne reprennent jamais leur vitalité primitive et qu'ils conservent de leur maladie une certaine faiblesse, une véritable prédisposition morbide. Aussi est-il de règle qu'un organe qui s'est enflammé une fois, se trouve par ce fait seul prédisposé à de nouvelles inflammations, alors même qu'il paraît parfaitement guéri.

2° *Terminaison par cicatrisation*. — Dans cette terminaison de l'inflammation, les vaisseaux paralysés ne sont pas guéris ni remis à l'état normal. Loin de là, ils sont détruits et partant mis dans l'impossibilité de donner lieu à des phénomènes morbides. De même qu'en chirurgie on peut guérir un organe en enlevant les parties malades, de même, en médecine, on peut terminer une inflammation en détruisant les vaisseaux siége du mal. Du reste, cette destruction des vaisseaux peut varier dans son mécanisme. Tantôt elle est produite par des agents morbides, des caustiques, des actions traumatiques, etc., d'autres fois elle est due aux exsudations, qui compriment et détruisent les vaisseaux enflammés. Tantôt elle se fait par une eschare visible; d'autres fois c'est par un ramollissement gangréneux ou par une résorption moléculaire ne laissant aucune trace; dans certains cas les parties détruites ne sont pas remplacées et leur disparition donne lieu à une *atrophie;* d'autres fois, au contraire, le vide qu'elles laissent est comblé par des tissus de nouvelle formation qui constituent la *cicatrice.*

La guérison de l'inflammation obtenue par destruction des vaisseaux malades et par cicatrisation n'est jamais aussi heureuse que celle par résolution. C'est qu'en effet, le tissu cicatriciel est loin de remplir les fonctions des tissus qu'il remplace. Il est dépourvu de fibres contractiles, de nerfs, de cellules de sécrétion. Sans doute, dans certains cas, à la peau, par exemple, la présence d'une petite cicatrice ne donne lieu à aucun accident; mais dans d'autres organes, le cerveau, le cœur, l'urèthre, les cicatrices troublent profondément les fonctions et deviennent la cause d'accidents graves.

3° *Terminaison par délitescence.* — Dans cette troisième terminaison de l'inflammation, les vaisseaux paralysés ne sont ni guéris ni détruits, et pourtant l'inflammation se termine. Cette guérison est due à un ralentissement de la circulation générale, qui n'envoie plus du sang en quantité suffisante dans les vaisseaux paralysés. En effet, pour qu'il y ait inflammation, il ne suffit pas que les vaisseaux soient paralysés et offrent ainsi au sang une voie plus large et plus facile, il faut encore que le sang arrive dans les vaisseaux malades, et cela en quantité suffisante pour les distendre, produire tous les phénomènes locaux de l'inflammation et donner naissance à des exsudats. Si donc dans une inflammation la circulation générale vient à se ralentir d'une manière suffisante, il en résultera une terminaison ou, si l'on aime mieux, une disparition des phénomènes inflammatoires.

Mais cette terminaison par délitescence est bien inférieure à la cicatrisation et surtout à la résolution. Ce n'est pas une véritable guérison, en ce sens que les vaisseaux malades subsistent et restent toujours paralysés. Pour qu'elle persiste, il faut que la circulation reste ralentie. Aussitôt que ce ralentissement cesse, le sang revient dans les vaisseaux paralysés et reproduit l'inflammation. Ainsi, dans la fièvre intermittente, l'intervalle d'apyrexie qui succède à chaque accès est une fausse guérison ; c'est une terminaison passagère et par délitescence de l'inflammation, cause de la fièvre. D'un autre côté, ce n'est pas sans danger pour les malades que la circulation se ralentit, soit par la paralysie du cœur, soit par la dépression du système nerveux, soit par des pertes sanguines. Il en résulte toujours une débilité, une faiblesse qui prolonge les convalescences et peut amener la mort.

4° *Terminaison par le passage à l'état chronique.* — Enfin une quatrième terminaison de l'inflammation, c'est son absence de terminaison, c'est son passage à l'état chronique. On définit généralement une inflammation *chronique* celle qui se prolonge longtemps, tandis que les inflammations *aiguës* sont celles qui se terminent promptement. Outre que cette définition est assez vague, elle est de plus inexacte et ne donne pas le véritable caractère de la chronicité et de l'acuité. Selon moi, une affection est aiguë, lorsqu'elle se modifie rapidement et qu'elle présente d'un jour à l'autre des changements dans son intensité et dans son aspect. Au contraire, les affections chroniques sont celles qui ne présentent pas de grandes variations dans leurs symptômes, et qu'on retrouve toujours les mêmes, non-seulement d'un jour à l'autre, mais encore d'une semaine à l'autre, et même d'une année à l'autre. Du reste, cette nouvelle définition des affections aiguës et chroniques implique l'ancienne définition. En effet, quand une maladie change chaque jour d'aspect, il est clair qu'elle ne saurait durer bien longtemps, qu'elle doit s'empirer ou s'améliorer, et se terminer d'une façon ou d'une autre, par la guérison ou par la mort. Au contraire, quand une inflammation présente, d'un jour à l'autre, la même physionomie, sans augmenter ni diminuer, il n'y a pas de raison pour qu'elle se termine. Elle se prolongera donc pendant longtemps, n'arrivant à la guérison ou à la mort que lentement et par des modifications peu sensibles.

Les maladies prennent la forme chronique dans trois circonstances :

1° Lorsque les paralysies vasculaires sont entretenues par des causes morbides qui agissent sans cesse et entretiennent l'inflammation. Telles sont toutes les inflammations chroniques produites par une mauvaise hygiène, par l'abus des liqueurs fortes, par le contact des substances irritantes, etc.

2° D'autres fois, les lésions chroniques sont déterminées par une altération, par un appauvrissement du sang, qui nourrit d'une manière insuffisante les éléments histologiques et les empêche ainsi de remplir convenablement leurs fonctions. Telles sont les inflammations chroniques qu'on observe si fréquemment dans l'anémie et la dispepsie.

3° D'autres fois enfin, les inflammations chroniques sont produites par une altération des éléments histologiques eux-mêmes, qui sont trop malades pour se guérir et ne le sont pas assez pour se détruire. Les tissus restent alors dans un état intermédiaire entre la santé et la mort, exactement comme les malades eux-mêmes. Dans les inflammations aiguës, il n'en est jamais ainsi, parce que leur marche rapide amène promptement une solution heureuse ou malheureuse.

Les inflammations chroniques se font reconnaître aisément aux caractères suivants :

Elles se prolongent longtemps, pendant des mois et des années;

Elles ne se modifient pas du jour au lendemain, et les changements qu'elles éprouvent ne deviennent sensibles qu'après de longs intervalles;

Elles troublent médiocrement les fonctions, n'éveillent pas la fièvre, et dans bien des cas sont compatibles avec une espèce de demi-santé. Cependant les inflammations chroniques s'aggravent souvent et s'accompagnent d'une réaction fébrile; mais on dit alors qu'elles ont perdu temporairement leur caractère de chronicité et qu'elles ont pris la forme aiguë ou subaiguë.

Enfin, dernier caractère, les inflammations chroniques présentent le plus souvent la forme de l'engorgement et s'accompagnent d'hypertrophie, d'hyperplasie ou de dégénérescences graisseuse ou amyloïde. Cela vient de ce qu'une inflammation qui se prolonge longtemps se limite rarement aux seules artérioles, mais finit par envahir tous les vaisseaux, les veinules comme les artérioles, et amène ainsi l'engorgement. Il en est toujours ainsi dans les inflammations musculaires, où la cause morbide agit simultanément sur les deux sortes de vaisseaux, et c'est seulement dans les inflammations de nature nerveuse qu'en observe de la congestion à l'état chronique.

Je me résume. Les inflammations peuvent se terminer de quatre façons différentes :

1° Par résolution ou retour à l'état normal des vaisseaux malades,

2° Par cicatrisation ou destruction des vaisseaux malades,

3° Par délitescence ou par manque de sang dans les vaisseaux malades,

4° Par le passage à l'état chronique ou par la persistance indéfinie de la paralysie des vaisseaux malades.

Ces quatre terminaisons comprennent tous les cas, et il est impossible d'en imaginer une cinquième.

On verra bientôt, à propos du traitement, combien cette division des terminaisons de l'inflammation est féconde en conséquences et jette de lumière sur la thérapeutique.

DIX-HUITIÈME LEÇON

16 janvier 1865.

De la lésion. — De la maladie. — Nomenclature nouvelle.

MESSIEURS,

DE LA LÉSION. — La lésion est une altération des parties constituantes du corps, entraînant à la fois une modification matérielle et un trouble fonctionnel des organes intéressés. Toutefois, il arrive souvent que les lésions sont dites fonctionnelles ou dynamiques, parce qu'on ne connaît pas encore l'altération matérielle qui les accompagne : telles sont les paralysies, les contractures dites essentielles, etc. D'autres fois on constate des altérations physiques évidentes, mais on ne sait pas à quels troubles fonctionnels elles correspondent : telle est par exemple la coloration pigmentaire des cellules nerveuses. Ce sont là des *desiderata* qu'il faut chercher à combler sans s'y arrêter autrement. Car la science est fondée sur les faits connus et non sur les faits inconnus, et quand on veut rester pratique, il faut raisonner d'après ce qu'on sait, et non d'après ce qu'on ignore.

Suivant leur cause, les lésions se divisent en *primitives* et *secondaires*. Les lésions primitives sont celles qui résultent de l'action directe et immédiate des agents morbides venus de l'extérieur : telle est par exemple la paralysie d'un vaisseau provoquée par une action chimique, physique ou mécanique. Les lésions secondaires sont celles qui succèdent aux lésions primitives et sont dues à la réaction de l'organisme malade contre lui-même. Ainsi, dans l'inflammation, les phénomènes morbides causés par la fièvre, par la présence des exsudats, par la résorption des humeurs septiques, sont des lésions secondaires, parce qu'elles sont produites non par un agent extérieur, mais par l'inflammation, c'est-à-dire par une autre lésion.

Toutes les lésions sont-elles de nature inflammatoire comme le voulait Broussais? Autrement dit, pour préciser mieux, toutes les maladies sont-elles produites par des paralysies de vaisseaux? Poser ainsi la question, c'est la résoudre ; car il est évident qu'il faut répondre non. Non-seulement tous les éléments histologiques étrangers aux vaisseaux, ceux des muscles, du système nerveux, des glandes, des os, des membranes, etc., peuvent être lésés primitivement ou secondairement et devenir la cause de maladies, mais les vaisseaux eux-mêmes présentent des lésions de nature non-inflammatoire. Au lieu d'être paralysés, ils peuvent être surexcités et donner lieu aux phénomènes morbides résultant ou d'une hyperémie ou d'une anémie exagérées; ils peuvent être hypertrophiés et former des tumeurs érectiles ou fongueuses; ils peuvent être amincis, affaiblis et se rompre sous l'influence des moindres causes, en produisant des hémorrhagies spontanées, comme dans le *purpura* et les autres maladies hémorrhagiques. Loin d'être les seules qu'on observe, les lésions de nature inflammatoires sont au contraire plus rares que les autres. Si cependant elles semblent si fréquentes, et si, pour le clinicien, elles constituent à elles seules une bonne partie des maladies, c'est qu'elles s'accompagnent toujours d'accidents assez prononcés et sont rarement méconnues. Les paralysies des vaisseaux modifient profondément les circulations locales; elles changent les rapports existant entre le sang et les tissus, et troublent les fonctions des organes ainsi que leur nutrition; au contraire, les lésions des éléments histologiques étrangers aux vaisseaux ne donnent lieu fréquemment qu'à des symptômes légers et, parfois même, n'ont absolument aucune conséquence fâcheuse. Qu'importe, par exemple, qu'un muscle ait quelques-unes de ses fibres contractiles paralysées; il n'en peut résulter qu'un affaiblissement très-léger, tout à fait insensible pour le malade. Si, au contraire, les fibres musculaires paralysées appartiennent non au muscle lui-même, mais à ses vaisseaux, il se produira une inflammation du muscle qui rendra la contraction douloureuse, ou même la suspendra totalement. Ainsi donc, si les lésions inflammatoires ne sont pas les plus fréquentes, ce sont certainement les plus importantes et celles dont le médecin doit le plus se préoccuper, et quand Broussais disait que toute maladie était une inflammation, il se montrait excellent praticien, tout en étant dans l'erreur.

De la maladie. — Aujourd'hui, on confond habituellement la *maladie* avec la *lésion;* et c'est un tort, car ce sont choses bien distinctes. La maladie n'est pas une lésion; c'est un ensemble de lésions, rattachées les unes aux autres dans un certain ordre et avec une certaine harmonie, de manière à former un seul tout. De même qu'un morceau de musique n'est pas un simple assemblage de sons, mais est une suite harmonieuse de notes, reliées entre elles par quelque chose qu'on appelle le rhythme; de même la maladie n'est pas une simple addition d'états organopathiques; c'est une association de lésions unies les unes aux autres par un lien commun qui constitue l'*entité morbide*. Ce lien commun, cette entité, ce n'est pas une hypothèse ou une abstraction, c'est quelque chose de très-réel, de très-positif et de très-expérimental; c'est la *cause morbide*. Je définirai donc la maladie de la manière suivante : l'ensemble des lésions produites par une seule et même cause. C'est cette unité de la cause qui constitue l'entité de la maladie et qui sert à la caractériser. Quant aux lésions, elles n'ont par elles-mêmes aucune valeur nosologique, puisque la même lésion peut se montrer dans vingt maladies différentes et n'en caractériser aucune.

Classification des maladies. Les lésions des éléments histologiques sont ou provoquées ou spontanées. De là, deux grandes classes de maladies : les maladies provoquées, qui ont quelque chose de traumatique, et les maladies spontanées, qui viennent toutes seules ou du moins se produisent sous l'influence de causes occasionnelles insuffisantes.

Les maladies provoquées se subdivisent en six classes :

1° *Maladies traumatiques.* — Ce sont toutes les lésions causées par l'action directe et en quelque sorte brutale des agents mécaniques, chimiques ou physiques. Telles sont les fractures, les luxations, les plaies de toute espèce, et les accidents produits par le froid, le chaud, l'humidité, la lumière solaire et la chute de la foudre.

2° *Intoxications.* — Ce sont toutes les lésions causées par l'absorption de principes chimiques, nettement définis, tels que l'arsenic, l'acide carbonique, les sels de plomb, de mercure, l'opium, l'alcool, etc., chacune de ces substances donnant lieu à une maladie particulière nettement caractérisée. Ainsi, l'intoxication par le plomb ne ressemble pas à celle provoquée par le mercure, et les accidents de l'alcoolisme diffèrent de ceux causés par la belladone.

3° *Maladies miasmatiques.* — Ce sont toutes les lésions produites par des *miasmes*, c'est-à-dire par des matières organiques mal définies, mais toujours nées en dehors de l'organisme. A cette classe appartiennent les fièvres intermittentes, la fièvre jaune et le choléra.

4° *Maladies infectieuses.*—Ce sont toutes les lésions produites par des principes *infectieux*, c'est-à-dire par des principes qui proviennent de l'homme lui-même, et sont susceptibles de se propager par contagion. La rougeole, la scarlatine, la coqueluche, la diphthérite, la fièvre typhoïde, le typhus, la fièvre puerpérale, l'infection purulente, sont les principaux types de ce groupe.

5° *Maladies virulentes.* — Ce sont toutes les lésions produites par des *virus*, c'est-à-dire par des matières infectieuses particulières qui ont quelque chose de vivant et peuvent se reproduire dans l'organisme comme feraient les *parasites*. La vaccine, la variole, la syphilis, la morve, la rage, sont les exemples bien connus de ces sortes d'affections.

6° *Maladies parasitaires.* — Ce sont toutes les lésions produites par la présence dans le corps d'êtres vivants *parasites* parfaitement organisés et appartenant au règne animal ou végétal. Tels sont les diverses teignes, la gale, les affections vermineuses, le tænia, les trichines, les bactéridies, etc.

Les maladies spontanées sont toutes les lésions dues à un vice de l'organisme et apparaissant sans cause extérieure. On peut les diviser en trois ordres :

1° *Maladies congénitales.* — Ce sont toutes les lésions que l'enfant apporte en naissant. Elles forment de véritables vices de conformation.

2° *Maladies spontanées héréditaires.*—Ce sont toutes les maladies spontanées qui viennent après la naissance; reconnaissant pour cause une prédisposition morbide innée, ces maladies sont moins le fait de l'individu lui-même que de ses parents.

3° *Maladies spontanées acquises.* — Ce sont toutes les lésions qui se produisent spontanément sous l'influence d'une prédisposition morbide acquise. Contrairement aux précédentes, elles sont imputables à l'individu lui-même et non à ses ascendants.

Nomenclature nouvelle. — Ceux qui proposent de nouvelles nomenclatures médicales ne manquent jamais de critiquer celle actuellement en usage. Je n'imiterai pas cette conduite, par la raison que je trouve la nomenclature actuelle excellente sous bien des rapports. Outre qu'elle est universellement acceptée, ce qui est un grand point, les noms qu'elle a imposés aux maladies sont le plus souvent harmonieux, expressifs, imagés, et il serait difficile d'en trouver de meilleurs. Les mots chorée, éclampsie, cataracte, épilepsie, et bien d'autres que je pourrais citer, ont une physionomie si franche et si bien caractérisée, qu'ils se gravent d'eux-mêmes dans la mémoire et y fixent pour toujours le souvenir des affections qu'ils désignent.

Cependant, à côté de cette nomenclature imagée et pour ainsi dire poétique, on peut désirer qu'il en existe une seconde toute prosaïque et toute scientifique, qui ne vise pas à peindre les maladies, mais à les décrire; une nomenclature dont les termes seront monotones, rudes ou bizarres, mais qui rachèteront, par leur précision, le coloris qui leur manque.

De même qu'il existe deux langues pour les plantes, l'une toute facile et toute pratique à l'usage des cultivateurs et des herboristes, l'autre tirée du latin et pour ainsi dire barbare, employée par les seuls botanistes ; de même, dans la médecine, il doit y avoir deux nomenclatures : l'une vulgaire qu'on emploiera dans la pratique, l'autre plus scientifique, qui ne servira que dans les cas particuliers où l'on voudra donner au langage médical une plus grande précision.

Dans la nomenclature que je propose, toute maladie est désignée par deux mots : un substantif et un adjectif. Le substantif indique la lésion, l'adjectif désigne la cause de la lésion. Ces adjectifs des maladies n'ont du reste rien de nouveau, et sont, pour la plupart, empruntés à la nomenclature actuelle. Tels sont les mots traumatique, thermique, frigorique, solaris, fulgurique, mercuriel, saturnin, alcoolique, paludéen, puerpéral, rubéolique, varioleux, scarlatineux, vaccinal, syphilitique, morveux, farcineux, rabique, trichophitique, faveux, acarique, lombrical, congénital, héréditaire, acquise, etc. Il reste donc seulement à composer les substantifs qui désigneront les lésions causées par les agents morbides.

Pour cela je commence par prendre le radical de l'organe siége de la lésion, ce radical étant emprunté indifféremment au grec, au latin ou au français, suivant qu'il se trouve plus harmonieux ou plus usité dans une de ces trois langues. Seulement, et c'est là un point important, ce radical doit être terminé par une consonne. Ex. : *Stomat*, bouche; *enter*, intestin grêle; *derm*, peau; *splen*, rate; *kérat*, cornée, etc.

La lésion présentée par l'organe malade peut siéger dans l'organe même ou être localisée dans ses nerfs ou ses vaisseaux. Pour préciser ce siége de la lésion, j'ajoute au radical de l'organe une *voyelle* différente pour chaque cas.

La lésion de l'organe même est désignée par la lettre A ou E en prenant celle de ces deux lettres qui donnera le mot le plus euphonique. Ex.: *Pneuma*, lésion du poumon; *cardé*, lésion du cœur; *derma*, lésion de la peau, etc.

Je désigne par la lettre I la lésion des nerfs d'un organe. Ex. : *Odonti*, lésion des nerfs des dents; *gastri*, lésion des nerfs de l'estomac; *ophthalmi*, lésion des nerfs de l'œil, etc.

Je désigne par la lettre O la lésion des artères d'un organe. Ex.: *Glosso*, lésion des artères de la langue; *amygdalo*, lésion des artères de l'amygdale; *bulbo*, lésion des artères du bulbe, etc.

Je désigne par la lettre U la lésion des veines d'un organe. Ex.: *Splenu*, lésion des veines de la rate; *nephru*, lésion des veines du rein; *encéphalu*, lésion. des veines de l'encéphale, etc.

Je désigne par la diphthongue OU la lésion simultanée des artères et des veines d'un organe. Ex.: *Pleurou*, lésion simultanée des artères et des veines de la plèvre; *stomatou*, lésion simultanée des artères et des veines de la bouche; *rectou*, lésion simultanée des artères et des veines du rectum, etc.

Je désigne par la diphthongue EU la lésion des vaisseaux et ganglions lymphatiques d'un organe. Ex.: *Mammeu*, lésion des lymphatiques de la mamelle; *paroteu*, lésion des lymphatiques de la parotide; *entereu*, lésion des lymphatiques de l'intestin grêle, etc.

Tel est le procédé très-simple à l'aide duquel on obtient une première localisation des lésions morbides. Mais cette localisation serait tout à fait insuffisante si l'on n'indiquait pas en même temps dans quels éléments histologiques se trouve le siége du mal. C'est ce que je réalise d'une manière non moins simple en désignant les divers éléments histologiques par des *consonnes* que l'on ajoute au radical déjà augmenté d'une voyelle.

Ainsi la lettre B ajoutée au radical d'un organe

indique la lésion des cellules *épidermiques* ou *épithéliales*. Ex. : *Dermab*, lésion de l'épiderme ; *dermob*, lésion de l'épithélium des artères de la peau ; *dermub*, lésion de l'épithélium des veines de la peau ; *broncheb*, lésion de l'épithélium des bronches ; *cystab*, lésion de l'épithélium de la vessie ; *hépateub*, lésion de l'épithélium des vaisseaux lymphatiques du foie ; *péritoneb*, lésion des cellules épithéliales du péritoine ; *endocardeb*, lésion des cellules épithéliales de l'endocarde ; *arthreb*, lésion des cellules épithéliales de la synoviale des articulations, etc.

La lettre D, ajoutée au radical d'un organe, indique la lésion des *cellules interstitielles* de cet organe ; ces cellules interstitielles sont : 1° les cellules *adipeuses* ; 2° les cellules de cartilage ; 3° les cellules leucocygéniques des ganglions lymphatiques, de la rate, des plaques de Peyer ; 4° les cellules sucrées du foie ; 5° les ovules ; 6° les leucocytes ; 7° les globules sanguins. Comme beaucoup d'organes renferment en même temps des cellules adipeuses et une autre espèce de cellules interstitielles, pour éviter toute confusion, on emploiera pour les premières un *a* et pour les secondes un *e*. Ex. : *Hépatad*, lésion des cellules adipeuses du foie ; *hépated*, lésion des cellules sucrées du foie ; *ostad*, lesion des cellules adipeuses des os ; *osted*, lésion des cellules cartilagineuses des os ; *dermad*, lésion des cellules adipeuses de la peau ; *carded*, lésion des cellules adipeuses du cœur ; *splened*, lésion des cellules leucocygéniques de la rate ; *adened*, lésion des cellules leucocygéniques des ganglions lymphatiques; *entered*, lésion des cellules leucocygéniques des follicules clos de l'intestin grêle; *coled*, lésion des cellules leucocygéniques des follicules clos du gros intestin; *ovared*, lésion des ovules; *lymphad*, lésion des globules de la lymphe; *hémad*, lésion des globules du sang; *dermod*, lésion des globules sanguins contenus dans les artères de la peau; *encephaloud*, lésion des globules sanguins contenus dans les artères et les veines de l'encéphale, etc.

La lettre F, ajoutée à un radical, désigne la lésion des *cellules de sécrétion glandulaire* de cet organe; ces cellules sont : 1° celles du lait, 2° du sébum, 3° du cérumen, 4° de la sueur, 5° du sperme, 6° des urines, 7° de la salive, 8° du mucus, 9° du suc gastrique, 10° du suc pancréatique, 11° de la bile, 12° du suc intestinal. Dans le cas où un même organe renferme deux sortes de cellules glandulaires, on fait précéder l'une d'un *a* et l'autre d'un *e*, de manière à éviter toute confusion. Ex. : *Mammef*, lésion des cellules du lait; *sebacef*, lésion des cellules du sébum des glandes sébacées; *sudoref*, lésion des cellules de la sueur; *otef*, lésion du cérumen de l'oreille; *cilief*, lésion du cérumen des cils; *orchef*, lésion des cellules du sperme; *nephref*, ou mieux *renaf*, lésion des cellules de l'urine; *parotaf*, lésion des cellules de la salive parotidienne; *rhinaf*, lésion du mucus nasal; *bronchef*, lésion du mucus des bronches; *cystef*, lésion du mucus de la vessie; *stomatef*, lésion du mucus buccal; *gastraf*, lésion des cellules du suc gastrique; *gastref*, lésion des cellules du mucus gastrique; *hepataf*, lésion des cellules de la bile; *hepatef*, lésion des cellules du mucus biliaire; *enteraf*, lésion des cellules du suc intestinal; *enteref*, lésion des cellules du mucus intestinal, etc.

La lettre G, ajoutée au radical d'un organe, désigne une lésion du liquide interstitiel contenu dans cet organe; ces liquides interstitiels sont : 1° la sérosité, 2° les liquides des diverses glandes, 3° le sérum du sang et de la lymphe. Dans le cas où un organe contiendrait deux liquides interstitiels distincts, on ferait précéder l'un d'un *a* et l'autre d'un *e*. Ex. : *Encephaleg*, lésion de la sérosité de l'encéphale; *parotag*, lésion de la sérosité de la parotide; *paroteg*, lésion du liquide de la salive parotidienne; *hepatag*, lésion de la sérosité du foie; *hepateg*, lésion du liquide de la bile; *lymphag*, lésion du sérum de la lymphe; *hemag*, lésion du sérum du sang, etc.

La lettre K désigne la lésion de la substance amorphe dite *fondamentale* contenue dans certains organes, dans le cerveau, dans les os, dans le tissu conjonctif. Ex. : *Encephalek*, lésion de la substance fondamentale de l'encéphale; *ostek*, lésion de la substance fondamentale des os; *gastrek*, lésion de la substance fondamentale du tissu conjonctif contenu dans l'estomac, etc.

La lettre L, ajoutée au radical d'un organe, désigne la lésion des vaisseaux capillaires de cet organe, des capillaires sanguins, si elle est précédée d'un A, des capillaires lymphatiques, si elle précédée d'un E. Ex.: *Dermal*, lésion des capillaires sanguins de la peau; *dermel*, lésion des capillaires lymphatiques de la peau; *encéphalol*, lésion des capillaires des artères de l'encéphale; *cardol*, lésion des capillaires des artères coronaires; *hepateul*, lésion des réseaux lymphatiques du foie, etc.

La lettre M, ajoutée au radical d'un organe, indique la lésion des canalicules glandulaires contenus dans cet organe. Ex. : *Parotem*, lésion des canalicules glandulaires de la parotide; *hepatem*, lésion des canalicules sécréteurs de la bile; *orchem*, lésion des canalicules sécréteurs du sperme; *nephrem*, lésion des canalicules sécréteurs de l'urine; *sebacem*, lésion des parois amorphes des follicules sébacés; *sudorem*, lésion des parois des glandes sudoripares; *trychem*, lésion des parois des follicules pileux; *gastram*, lésion des parois des follicules sécréteurs du suc gastrique; *gastrem*, lésion des parois des follicules sécréteurs du mucus gastrique.

La lettre N, ajoutée au radical d'un organe, indique la lésion des cellules du tissu conjonctif contenu dans cet organe. Ex. : *Derman*, lésion des cellules conjonctives de la peau; *dermon*, lésion des cellules conjonctives des artères de la peau; *dermeun*, lésion des cellules conjonctives des vaisseaux lymphatiques de la peau; *pleuran*, lésion des cellules conjonctives de la plèvre; *parotan*, lésion des cellules conjonctives de la parotide; *nevran*, lésion des cellules conjonctives contenues dans les nerfs; *sciaton*, lésion des cellules conjonctives contenues dans les artères du nerf sciatique; *pleurin*, lésion des cellules conjonctives des nerfs de la plèvre.

La lettre P, ajoutée au radical d'un organe, indique la lésion des cellules de tissu élastique contenues dans cet organe. Ex. : *Aortap*, lésion des cellules élastiques de l'aorte; *péritonap*, lésion des cellules élastiques du péritoine; *rachep*, lésions des ligaments élastiques du rachis; *dermap*, lésion du tissu élastique contenu dans le derme, etc.

La lettre R, ajoutée au radical d'un organe, indique la lésion des cellules osseuses contenues dans cet organe. Ex. : *Cubitar*, lésion des cellules osseuses du cubitus, etc.

La lettre S, ajoutée au radical d'un organe, indique la lésion des fibres contractiles contenues dans cet organe. Ex. : *Myas*, lésion des fibres contractiles des muscles; *myos*, lésion des fibres contractiles des artères des muscles; *dermas*, lésion des fibres contractiles de la peau; *uréthras*, lésion des fibres contractiles de l'urèthre; *pancreatés*, lésion des fibres contractiles du pancréas; *splenus*, lésion des fibres contractiles des veines de la rate.

La lettre T, ajoutée au radical d'un organe, indique la lésion des tubes nerveux contenus dans cet organe. Ex. : *Dermat*, lésion des tubes nerveux de la peau; *dermot*, lésion des nerfs artériels de la peau; *hépatut*, lésion des tubes nerveux animant les veines du foie; *myélat*, lésion des tubes nerveux de la moelle ; *laryngit* , lésion des nerfs du larynx, etc.

Les deux lettres ST, ajoutées au radical d'un organe, indiquent la lésion simultanée des fibres contractiles et des tubes nerveux de cet organe. Ex. : *Miast*, lésion des nerfs et des fibres contractiles des muscles ; *pneumost*, lésion des nerfs et des fibres contractiles des artères du poumon ; *arthust*, lésion des nerfs et des fibres contractiles des veines des articulations ; *encephaloust*, lésion des nerfs et des fibres contractiles des artères et des veines de l'encéphale, etc.

La lettre V, ajoutée au radical d'un organe, indique la lésion des cellules nerveuses contenues dans cet organe. Ex. : *Encéphalev*, lésion des cellules nerveuses de l'encéphale ; *myélav* , lésion des cellules nerveuses de la moelle ; *retinav*, lésion des cellules nerveuses de la rétine ; *cardev*, lésion des cellules nerveuses contenues dans le cœur ; *dermev*, lésion des cellules nerveuses contenues dans la peau, etc.

Enfin la lettre X, ajoutée à un radical, indique qu'on ignore quel est l'élément histologique siége de la lésion. Ex. : *Pleurox*, lésion d'un des éléments histologiques des artères de la plèvre ; *dermix*, lésion d'un des éléments histologiques des nerfs de la peau ; *bulbux*, lésion d'un des éléments histologiques des veines du bulbe ; *spleneux*, lésion d'un des éléments histologiques des lymphatiques de la rate ; *hépatex*, lésion d'un des éléments histologiques du foie.

Après avoir indiqué d'une manière précise le siége des lésions, il reste à faire connaître leur nature. C'est ce qu'on réalise aisément à l'aide de syllabes variées qui terminent le nom de la maladie, ces syllabes commençant toujours par une *voyelle* et se terminant par un *e muet*.

Le premier cas qui se présente, c'est celui où la lésion est peu ou point connue et ne saurait être précisée. On la désigne alors par la syllabe IE que l'on ajoute au radical de l'organe, ce radical étant simple ou déjà augmenté de deux lettres. Ex. : *Dermie*, maladie de la peau; *pleuritie*, maladie des tubes nerveux des nerfs de la plèvre; *métrosie*, maladie des fibres contractiles des artères de l'utérus, etc.

Quand la lésion est de celles qui siégent dans le solide vivant, je la désigne par la lettre A suivie de consonnes variées suivant les cas.

La syllabe ABLE, ajoutée au radical simple ou déjà augmenté de deux lettres, indique une *atrophie*. Ex. : *Dermable*, atrophie de la peau; *dermanable*, atrophie du tissu conjonctif de la peau; *dermosable*, atrophie des fibres contractiles des artères de la peau; *rétinacable*, atrophie des cellules nerveuses de la rétine; *hépatable*, atrophie du foie; *hépatédable*, atrophie des cellules sucrées du foie; *myésable*, atrophie des fibres contractiles des muscles; *orchéfable*, atrophie des cellules du sperme, etc.

La syllabe ACHE, ajoutée à un radical simple ou déjà augmenté de deux lettres, indique une *hy-*

pertrophie. Ex. : *Cardache*, hypertrophie du cœur ; *cardésache*, hypertrophie des fibres musculaires du cœur ; *mammalache*, hypertrophie des capillaires sanguins de la mamelle ; *dermabache*, hypertrophie de l'épiderme ; *myélénache*, hyperthophie du tissu conjonctif de la moelle épinière; *ostékache*, hypertrophie de la substance fondamentale des os ; *dermadache*, hypertrophie des cellules adipeuses de la peau ; *parotémache*, hypertrophie des canalicules glandulaires de la parotide, etc.

La syllabe ACLE, ajoutée à un radical simple ou déjà augmenté de deux lettres, indique une *aplasie*. Ex. : *Dermable*, aplasie de la peau ; *dermabacle*, aplasie de l'épiderme; *enterabacle*, aplasie de l'épithélium de l'intestin grêle; *myacle*, aplasie des muscles; *névratacle* , aplasie des tubes nerveux des nerfs ; *hépatédacle*, aplasie des cellules sucrées du foie; *ovarédacle*, aplasie des ovules.

La syllabe ADE, ajoutée à un radical, augmenté ou non de deux lettres, indique une *hyperplasie*. Ex. : *Mammade*, hyperplasie de la mamelle; *mamméfade*, hyperplasie des cellules de lait de la mamelle; *bronchéfade*, hyperplasie du mucus des bronches ; *hépatéfade*, hyperplasie des cellules de la bile ; *encéphalévade*, hyperplasie des cellules nerveuses de l'encéphale; *duodénasade*, hyperplasie des fibres contractiles du duodénum ; *gastrosade*, hyperplasie des fibres contractiles des artères de l'estomac; *métroustade*, hyperplasie des nerfs et des fibres contractiles des artères et des veines de l'utérus.

La syllabe AFE, ajoutée à un radical, indique la *pigmentation*. Ex.: *Dermabafe*, pigmentation de l'épiderme; *encéphalerafe*, pigmentation des cellules nerveuses de l'encéphale.

La syllabe AGE, ajoutée à un radical, indique l'*ossification*. Ex. : *Myage*, ossification d'un muscle; *artérapage*, ossification du tissu élastique des artères; *laryngedage*, ossification des cellules de cartilage du larynx, etc.

La syllabe AGNE, ajoutée à un radical, indique la *cartiliginification*. Ex. : *Fémoréragne*, cartiliginification des cellules osseuses du fémur; *parotagne*, enchondrome de la parotide.

La syllabe ALE, ajoutée à un radical, augmenté ou non de deux lettres, indique une *dégénérescence graisseuse*. Ex. : *Hépatale*, dégénérescence graisseuse du foie; *hépatédale*, dégénérescence graisseuse des cellules sucrées du foie; *cardésale*, dégénérescence graisseuse des fibres contractiles du cœur; *encephalosale*, dégénérescence graisseuse des fibres contractiles des artères de l'encéphale; *laryngitale*, dégénérescence graisseuse des tubes nerveux des nerfs du larynx; *myélévale*, dégénérescence graisseuse des cellules nerveuses de la moelle épinière; *orchébale*, dégénérescence graisseuse des cellules épithéliales du testicule, etc.

La syllabe AILLE, ajoutée à un radical simple, ou augmenté de deux lettres, indique une *dégénérescence amyloïde*. Ex. : *Splénaille*, dégénérescence amyloïde de la rate; *adénédaille*, dégénérescence amyloïde des cellules leucocygéniques des ganglions lymphatiques; *mésenterosaille*, dégénérescence amyloïde des fibres contractiles des artères du mésentère, etc.

La syllabe ANDE, ajoutée à un radical simple ou déjà augmenté de deux lettres, indique une *induration*. Ex. : *Encéphalande*, induration du cerveau; *orchenande*, induration du tissu conjonctif du testicule; *dermanande*, induration du tissu conjonctif de la peau, etc.

La syllabe ANGE, ajoutée à un radical simple ou augmenté, indique un *ramollissement*. Ex. : *Myélavange*, ramollissement des cellules nerveuses de la moelle épinière; *bulbétange*, ramollissement des tubes nerveux du bulbe; *aortépange*, ramollissement des fibres élastiques de l'aorte; *splénange*, ramollissement de la rate; *femorange*, ostéomalacie du fémur, etc.

La syllabe ANNE, ajoutée à un radical augmenté ou non, indique une *ulcération*. Ex. : *Kératanne*, ulcération de la cornée; *dermanne*, ulcération de la peau; *adénanne*, ulcération des ganglions lymphatiques; *pneumeuxunne*, ulcération des lymphatiques du poumon.

La syllabe ANSE, ajoutée à un radical augmenté ou non, indique une *nécrose*. Ex. : *Cubitanse*, nécrose du cubitus; *dermitanse*, nécrose des tubes nerveux des nerfs de la peau; *pédoxanse*, nécrose des artères du pied.

La syllabe ANTE, ajoutée à un radical augmenté

ou non, indique une *tuméfaction*. Ex. : *Dermadante*, tumeur adipeuse de la peau ; *pharyngérante*, tumeur osseuse du pharynx ; *mammante*, tumeur du sein ; *mammabante*, tumeur épidermique du sein ; *mammébante*, tumeur épithéliale du sein ; *mammadante*, lipome du sein ; *mammafante*, galactocèle ; *mammalante*, tumeur érectile du sein ; *mammoxante*, tumeur érectile artérielle du sein ; *mammuxante*, tumeur érectile veineuse du sein ; *mammamante*, tumeur adénoïde du sein ; *mammanante*, tumeur conjonctive du sein ; *mammarante*, tumeur osseuse du sein ; *mammitante*, névrome dû à l'hypertrophie des tubes nerveux des nerfs du sein ; *mamminante*, autre névrome dû à l'hypertrophie du tissu conjonctif des nerfs du sein ; *mammivante*, troisième névrome du sein, du à une hypertrophie des cellules nerveuses, etc.

La syllabe AQUE, ajoutée à un radial simple ou augmenté, indique une *dilatation*. Ex. : *Phlébaque*, varices ; *aortaque*, anévrysme de l'aorte ; *cubitouxaque*, anévrysme artérioso-veineux du coude ; *rétinoxaque*, anévrysme des artères de la rétine ; *tricuspaque*, dilatation de l'orifice de la valvule tricuspide, etc.

La syllabe ARRE, ajoutée à un radical simple ou déjà augmenté, indique un rétrécissement. Ex. : *Uréthrarre*, rétrécissement de l'urèthre ; *sigmarre*, rétrécissement de l'orifice des valvules sigmoïdes ; *pylorenarre*, rétrécissement du pylore par du tissu conjonctif, etc.

La syllabe ASE, ajoutée à un radical simple ou augmenté, indique une *occlusion*. Ex. : *Iridase*, occlusion de la pupille; *proctase*, imperforation de l'anus, etc.

La syllabe ATRE, ajoutée à un radical simple ou augmenté, indique une rupture. Ex. : *Femoratre*, fracture du fémur; *myésatre*, rupture des fibres contractiles d'un muscle; *myénatre*, rupture du tendon d'un muscle; *gastroxatre*, rupture d'une artère de l'estomac; *bulbalatre*, rupture des capillaires sanguins du bulbe; *cystuxatre*, rupture des veines de la vessie.

Enfin, la syllabe AVE, ajoutée à un radical simple ou augmenté, indique un *déplacement*, une *hernie*. Ex. : *Enterave*, hernie de l'intestin; *pneumave*, hernie du poumon; *myelegave*, hernie du liquide sous-arachnoïdien de la moelle épinière, etc.

Il arrive souvent que les lésions ne siégent pas dans les éléments histologiques du corps, mais qu'elles sont dues au sang ou à des matières exsudées. Quand ce sang ou ces matières exsudées restent dans la trame des tissus, je les indique par la lettre I, suivie d'une consonne variant pour chaque cas. Si, au contraire, le sang et les exsudats sont expulsés au dehors, on les désigne par la lettre E, suivie des mêmes consonnes.

Ainsi, la syllabe IDE, ajoutée à un radical simple ou augmenté, indique une *hémorrhagie interstitielle*. La syllabe EDE désigne une *hémorrhagie non inter-*

stitielle. Ex. : *Dermide*, ecchymose de la peau; *pleuroxide*, pleurésie hémorrhagique par rupture d'une artère; *encéphalide*, hémorrhagie cérébrale; *ophthalmuxide*, hémorrhagie interne de l'œil par rupture d'une veine; *stomatède*, hémorrhagie buccale; *gastrède* , hémorrhagie de l'estomac; *pneumonède*, hémorrhagie artérielle du poumon; *dermusède*, hémorrhagie de la peau due à une paralysie musculaire de ses veinules; *néphralède*, hémorrhagie rénale par rupture des capillaires sanguins des reins.

La syllabe IFE, ajoutée à un radical, désigne une *extravasation interstitielle de la lymphe*. La syllabe EFE indique l'*expulsion au dehors de cette même lymphe*. Ex.: *Dermife*, épanchement de la lymphe dans la trame de la peau; *pédèfe*, fistule lymphatique du pied.

La syllabe IGE, ajoutée à un radical, désigne une *exsudation interstitielle des gaz du sang*. La syllabe EGE indique l'*expulsion de ces mêmes gaz à l'extérieur des tissus*. Ex. : *Péritonige*, épanchement gazeux du péritoine; *pleurige*, épanchement gazeux de la plèvre; *crurige* , emphysème de la cuisse; *gastrège*, tympanite stomacale; *typhlège*, ballonnement et gargouillement du cæcum, etc.

La syllabe ILLE, ajoutée à un radical augmenté ou non, désigne une *exsudation de sérosité dans la trame des tissus*. La syllabe ELLE indique une *exsudation de sérosité à l'extérieur des tissus*. Ex. : *Encéphalille*, œdème de l'encéphale; *pneumille*, œdème du poumon; *péritonille*, épanchement séreux du péritoine; *entérelle*, diarrhée séreuse; *dermosille*, œdème de la peau dû à une paralysie musculaire des artères; *rhinotelle*, flux nasal, dû à une congestion nerveuse; *conjonctivoselle*, congestion musculaire de la conjonctive, s'accompagnant d'un écoulement séreux; *splenusille*, œdème de la rate dû à un engorgement musculaire, etc.

La syllabe INE, ajoutée à un radical simple ou augmenté, désigne une *exsudation interstitielle de fibrine*. La syllabe ENE indique l'*exsudation extérieure* du même produit. Ex. : *Pneumousine*, inflammation musculaire du poumon, avec exsudation interstitielle de fibrine; *dermène*, diphthérite cutanée; *laryngotène*, laryngite pseudo-membraneuse, résultant d'une congestion nerveuse; *amygdalusène*, amygdalite pseudo-membraneuse, compliquant un engorgement musculaire; *pleurouxine*, inflammation pseudo-membraneuse de la plèvre, dont la nature est restée inconnue; *pleurousine*, la même inflammation, de nature musculaire; *pleuroutine*, la même inflammation de nature nerveuse.

La syllabe IPE, ajoutée à un radical, désigne une *exsudation interstitielle du pus*. La syllabe EPE indique l'*exsudation extérieure* du même produit. Ex. : *Vaginalipe*, épanchement purulent de la tunique vaginale; *meningosipe*, congestion musculaire et purulente des méninges; *hépatouxipe*, inflammation purulente du foie, de nature inconnue; *pneumusèpe*, vomique purulente du poumon, due à un engorgement musculaire; *dermoustipe*, abcès de la peau, dû à la paralysie simultanée des nerfs et des fibres contractiles des artérioles et des veinules; *otèpe*, écoulement purulent des oreilles; *onyxèpe*, onyxis suppuré.

La syllabe IQUE, ajoutée à un radical simple ou augmenté, désigne une *exsudation interstitielle de matière tuberculeuse*. La syllabe EQUE indique une *exsudation extérieure* de ces mêmes matières tuberculeuses. Ex. : *Méningique*, méningite tuberculeuse; *péritonusique*, péritonite tuberculeuse due à un engorgement musculaire; *pneumotique*, congestion nerveuse du poumon, s'accompagnant d'exsudations tuberculeuses; *arthrouxique*, arthrite tuberculeuse, de nature inconnue.

La syllabe IRE, ajoutée à un radical, caractérise la présence du sucre dans les tissus. La syllabe ERE indique l'expulsion du même principe. Ex. : *Nephrère* ou mieux *rénère*, glucosurie; *ophthalmire*, existence du sucre dans les humeurs de l'œil; *hémire*, diabète sucré.

La syllabe ISE, ajoutée à un radical, indique la présence de la bile dans les tissus. La syllabe ESE désigne l'évacuation de ces mêmes principes. Ex. : *Pneumoutise*, pneumonie bilieuse, de nature nerveuse; *entérotèse*, diarrhée bilieuse d'une entérite de nature nerveuse; *hémise*, ictère; *hémèse*, maladie bilieuse.

La syllabe ITE, ajoutée à un radical, indique la présence de l'urée dans les tissus. La syllabe ETE désigne l'évacuation du même principe. Ex. : *Hé-*

mite, urémie; *encéphalite*, accidents cérébraux de l'urémie; *sudorète*, sueurs urineuses de la rétention d'urine, etc.

La syllabe IVE, ajoutée à un radical, indique la présence de l'acide urique dans les tissus. La syllabe EVE désigne l'exsudation, à l'extérieur, de ce même principe. Ex. : *Hémive*, maladie goutteuse ; *arthrive*, goutte ; *gastrosive*, inflammation musculaire de l'estomac, de nature goutteuse; *néphrève*, gravelle urique des reins; *cystève*, calculs mûraux de la vessie, etc.

Le système nerveux est le siége d'un certain nombre de symptômes morbides, qui sont fort importants à indiquer, bien que les lésions anatomiques qui leur correspondent soient encore à peu près inconnues. Je désigne ces divers états par la lettre O, suivie d'une lettre variant pour chaque cas.

La syllabe ODE, ajoutée au radical d'un organe, indique la *convulsion* de cet organe. Ex.: *Myode*, convulsion des muscles.

La syllabe OFFE, ajoutée à un radical, indique le *tétanos* de cet organe. Ex. : *Myoffe*, tétanos des muscles.

La syllabe OGE, ajoutée au radical d'un organe, indique la *crampe* de cet organe. Ex. : *Cheiroge*, crampe des écrivains.

La syllabe OGNE, ajoutée au radical d'un organe, indique la *contracture*, le *spasme* de cet organe. Ex.:

Cholédogne, ictère spasmodique; *uréthrogne*, rétrécissement spasmodique de l'urèthre, etc.

La syllabe OLLE, ajoutée au radical d'un organe, indique la *paralysie musculaire* de cet organe. Ex.: *Myolle*, paralysie musculaire des muscles; *pneumasolle*, paralysie musculaire des fibres contractiles contenues dans le poumon; *cystusolle*, paralysie musculaire des veines de la vessie.

La syllabe ONE, ajoutée au radical d'un organe, indique la *paralysie nerveuse* de cet organe. Ex. : *Myone*, paralysie nerveuse des muscles; *carditone*, paralysie des nerfs du cœur; *cardivone*, paralysie des cellules nerveuses du cœur; *entéroutonne*, inflammation nerveuse de l'intestin, etc.

La syllabe OQUE, ajoutée au radical d'un organe, indique l'*anesthésie* de cet organe. Ex. : *Dermoque*, anesthésie cutanée.

La syllabe ORE indique l'*hyperesthésie*. Ex. : *Ophthalmore*, hyperesthésie de l'œil; *otore*, hyperesthésie de l'ouïe.

La syllabe OSE, ajoutée au radical d'un organe. indique la *douleur* de cet organe. Ex. : *Encéphalose*, mal de tête; *névrose*, névralgie; *gastrose*, gastralgie; *sciatose*, sciatique, etc.

La syllabe OTE, ajoutée au radical d'un organe, indique l'*analgésie* de cet organe. Ex. : *Dermote*, analgésie cutanée.

La syllabe OTRE, ajoutée au radical d'un organe, indique le *tic douloureux* de cet organe. Ex. *Myotre*, tic douloureux des muscles.

Telle est la nomenclature nouvelle que je propose au public médical. Cette nomenclature, je ne l'ignore pas, n'est ni bien harmonieuse ni bien variée. Les noms qu'elle donne aux maladies se ressemblent tous et sont jetés dans le même moule. Mais elle rachète ces défauts par sa clarté, par sa précision et surtout par sa richesse inépuisable, car elle permet de dénommer pour chaque organe plus de quatre cents lésions différentes, et il sera facile de la rendre plus riche encore, à mesure que le microscope et la clinique découvriront de nouvelles maladies. Enfin, cette nomenclature est des plus aisées à apprendre, et il n'est personne qui, en consultant les tableaux ci-dessous, ne puisse immédiatement former le nom d'une maladie quelconque.

PREMIER TABLEAU.

RADICAUX DES ORGANES.

Stomat. — Bouche.
Gloss. — Langue.
Palat. — Palais.
Staphyl. — Voile du palais.
Gingiv. — Gencives.
Odont. — Dents.
Amygdal. — Amygdales.
Pharyng. — Pharynx.
Œsophag. — Œsophage.
Gastr. — Estomac.
Pilor. — Pilore.
Entér. — Intestin grêle.
Duoden. — Duodénum.
Jéjun. — Jéjunum.
Iléon. — Iléon.
Côl. — Côlon.
Typhl. — Cæcum.
Rect. — Rectum.
Proct. — Anus.
Parot. — Parotide.
Hépat. — Foie.
Pancréat. — Pancréas.

Néphr. — Reins.
Cyst. — Vessie.
Urèthr. — Urèthre.
Orch. — Testicule.
Epididym. — Épididyme.
Vaginal. — Vaginale.
Fun. — Cordon.
Prostat. — Prostate.
Seminal. — Vésicules séminales.
Ovar. — Ovaire.
Metr. — Utérus.
Vagin. — Vagin.
Fœt. — Fœtus.
Mamm. — Mamelle.
Laryng. — Larynx.
Bronch. — Bronches.
Pneum. — Poumon.
Pleur. — Plèvre.
Card. — Cœur.
Péricard. — Péricarde.
Endocard. — Endocarde.
Artér. — Artère.
Aort. — Aorte.
Phleb. — Veines.
Hem. — Sang.
Angioleuç. — Vaisseaux lymph.
Lymph. — Lymphe.
Aden. — Ganglions lymphat.
Splen. — Rate.
Thyr. — Corps thyroïde.
Thim. — Thimus.
Peyer. — Plaques de Peyer.
Derm. — Peau.
Sebaç. — Glandes sébacées.
Sudor. — Glandes sudoripares.
Trych. — Follicules pileux.
Onyx. — Matrice de l'ongle.
Ot. — Oreille.
Salping. — Trompe d'*Eustache*.
Ophthalm. — Œil.
Kérat. — Cornée.
Choroïd. — Choroïde.
Rhin. — Nez.
Ost. — Os.
Périton. — Péritoine.
Encéphal. — Encéphale.
Myel. — Moelle.
Bulb. — Bulbe nerveux.
Méning. — Méninges.
Nevr. — Nerf.
My. — Muscle.
Etc., etc.

DEUXIÈME TABLEAU.

SIÉGE ANATOMIQUE DES LÉSIONS.

A ou E	Tissu de l'organe.
I	Nerfs de l'organe.
O	Artères de l'organe.
U	Veines de l'organe.
OU	Artères et veines de l'organe.
EU	Lymphatiques de l'organe.

TROISIÈME TABLEAU.

SIÉGE MICROSCOPIQUE DES LÉSIONS.

B	Cellules épithéliales.
D	— interstitielles.
F	— de sécrétion.
G	Liquides interstitiels.
K	Substance fondamentale amorphe.
L	Capillaires.
M	Canalicules glandulaires.
N	Cellules de tissu conjonctif.
P	— de tissu élastique.
R	— osseuses.
S	Fibres contractiles.
T	Tubes nerveux.
ST	Fibres contractiles et tubes nerveux.
V	Cellules nerveuses.
X	Élément histologique quelconque.

QUATRIEME TABLEAU.

NATURE DES LÉSIONS.

Lésions des solides.

ABLE	Atrophie.
ACHE	Hypertrophie.
ACLE	Aplasie.
ADE	Hyperplasie.
AFE	Pigmentation.
AGE	Ossification.
AGNE	Cartiliginification.
ALE	Dégénérescence graisseuse.
AILLE	— amyloïde.
ANDE	Induration.
ANGE	Ramollissement.
ANE	Ulcération.
ANSE	Nécrose.
ANTE	Tuméfaction.
AQUE	Dilatation.
ARE	Rétrécissement.
ASE	Occlusion.
ATE	Perforation.
ATRE	Rupture.
AVE	Déplacement.

Lésions des liquides.

IDE	Exsudation interstitielle	de sang.
IFE	— —	de lymphe.
IGE	— —	des gaz du sang.
ILLE	— —	de sérosité.
INE	— —	de fibrine.
IPE	— —	de pus.
IQUE	— —	de tubercule.
IRE	— —	de sucre.
ISE	— —	de bile.
ITE	— —	d'urée.
IVE	— —	d'acide urique.
EDE	Exsudation à l'extérieur	de sang.
EFE	— —	de lymphe.
EGE	— —	des gaz du sang.
ELLE	— —	de sérosité.
ENE	— —	de fibrine.
EPE	— —	de pus.
EQUE	— —	de tubercule.
ERE	— —	de sucre.
ESE	— —	de bile.
ETE	— —	d'urée.
EVE	— —	d'acide urique.

Lésions dynamiques.

ODE	Convulsion.
OFFE	Tétanos.
OGE	Crampe.
OGNE	Contracture.
OLLE	Paralysie musculaire.
ONE	— nerveuse.
OQUE	Anesthésie.
ORE	Hyperesthésie.
OSE	Douleur.
OTE	Analgésie.
OTRE	Tic douloureux.

DIX-NEUVIÈME LEÇON

20 janvier 1865.

Traitement des inflammations. — Émissions sanguines. — Diète. — Révulsifs cutanés.

MESSIEURS,

Dans une des précédentes leçons, je vous ai dit que les inflammations pouvaient se terminer de quatre manières différentes : par *résolution*, par *cicatrisation*, par *délitescence*, et par le *passage à l'état chronique*. Je vous ai dit aussi que ces quatre terminaisons ne souffraient aucune exception. Elle s'appliquent aussi bien à la terminaison naturelle des inflammations qu'à leur guérison artificielle, provoquée à l'aide d'un traitement; elles s'appliquent aussi bien aux guérisons totales et complètes, qu'à celles plus imparfaites constituant de simples améliorations. On est donc amené à cette conclusion capitale, que les médications antiphlogistiques, malgré toute leur diversité, ne peuvent guérir ou amender les inflammations que de quatre manières différentes : par *résolution*, par *cicatrisation*, par *délitescence* ou par le *passage à l'état chronique*.

Tel est le point de vue nouveau où je vais me placer pour apprécier l'action thérapeutique des différentes médications employées le plus communément dans le traitement des inflammations.

ÉMISSIONS SANGUINES. Elles sont de deux espèces : les *générales* : la *saignée;* les *locales* : les *sangsues* et les *ventouses*.

Saignée. — La saignée est une hémorrhagie veineuse, qui diminue la masse du sang et vide les vaisseaux. Comment peut-elle guérir l'inflammation ? Évidemment ce n'est pas par résolution ; ce n'est pas en remettant les vaisseaux dans leur état normal, car on ne voit pas comment une perte de sang veineux pourrait amener la guérison d'une paralysie vasculaire. Loin de là, il est certain que cette hémorrhagie enraye la guérison des vaisseaux, en rendant le sang moins nutritif, en affaiblissant la constitution et en entravant la nutrition générale.

Ce n'est pas tout, la saignée altère le sang et favorise la formation des exsudats inflammatoires. En effet, en diminuant la masse des globules et de l'albumine du sang, elle rend ce liquide plus aqueux, plus fluide et facilite l'extravasation du sérum, ce qui amène des œdèmes et des épanchements séreux. D'un autre côté, la saignée, produisant un vide dans les vaisseaux sanguins, fait un appel à la circulation lymphatique qui s'accélère ; il en résulte pour le sang un afflux de matériaux mal élaborés, de fibrine insuffisamment plastique, de matières pyogénique et caséeuse. Naturellement tous ces principes nuisibles s'exsudent par les vaisseaux, surtout ceux qui sont paralysés, et ils produisent ces exsudations fibrineuses, purulentes et tuberculeuses, qui accompagnent si fréquemment l'inflammation. Dans le cas où ces exsudations existent déjà, la saignée ne les diminue en aucune façon ; loin de là, elle les augmente encore, en altérant davantage le sang et en y déterminant un nouvel afflux de matières pyogénique et fibrineuse.

Ce n'est pas tout encore. Les pertes sanguines sont assez bien supportées par les sujets adultes et bien portants qui refont rapidement le sang perdu, grâce à une nourriture abondante et à de bonnes digestions. Mais, chez les malades, les convalescents, les sujets débiles, les femmes, les enfants, les vieillards, il n'en est plus de même. Chez eux, le sang se refait difficilement, et les saignées laissent après elles une faiblesse persistante, qui retarde la convalescence et favorise les rechutes.

Ce n'est pas tout encore. Dans les maladies très-graves et très-longues, dans certaines fièvres typhoïdes par exemple, il arrive un moment où les malades sont guéris et n'ont plus besoin que de forces pour se rétablir. Malheureusement ces forces ne reviennent pas, parce que les malades n'ont plus du sang en quantité suffisante pour sécréter du suc gastrique, et qu'ils sont incapables de digérer leurs aliments. Ils meurent donc véritablement d'inanition, et cela faute de sang. Or, il est clair que les saignées ne peuvent que favoriser cette terminaison funeste des maladies graves. Bien plus, dans certains cas, elles la provoquent. Il est des malades qui eussent guéri, si on ne les eût pas saignés, et qui meurent uniquement faute du sang qu'on leur a retiré quelques jours auparavant.

Tel est le véritable effet des saignées dans le traitement des inflammations. Il diffère beaucoup de celui qu'on leur attribue, puisqu'on les regarde comme le remède héroïque de l'inflammation. Est-ce à dire cependant que la saignée ne fasse absolument rien aux phlegmasies; non certainement, car elle guérit aussi l'inflammation, mais ce n'est pas par résolution, comme on le dit toujours, c'est par délitescence. En effet, la saignée, diminuant la masse du sang, ralentit la circulation, modère l'afflux du sang dans les vaisseaux malades, ce qui amène immédiatement une certaine *sédation* de l'inflammation. Mais ce n'est pas là une guérison véritable des vaisseaux qui restent toujours paralysés; bien plus, l'amendement ainsi obtenu n'est que passager. Il disparaît au bout de quelques heures, dès que le sang enlevé a été remplacé par les matériaux imparfaitement élaborés, venus des vaisseaux lymphatiques. Cependant, c'est cette sédation immédiate, obtenue par la saignée, qui fait tout son succès; on voit qu'elle soulage pour le moment, et on ferme les yeux sur les accidents dangereux qu'elle produit, ou même on les attribue à la force du mal.

Une deuxième raison du succès des saignées, c'est la théorie vicieuse qu'on se fait de l'inflammation. On s'imagine que celle-ci résulte d'un excès de sang, qui se précipite dans les tissus et les engorge. On croit donc combattre directement le mal en diminuant la masse de ce sang supposé en excès. Or l'inflammation n'est pas ce qu'on pense, c'est une lésion du solide, c'est une paralysie des vaisseaux. Ce n'est pas le sang qui se porte vers les capillaires et les distend; mais, ce sont les vaisseaux qui se relâchent et appellent le sang dans leur intérieur. En faisant des saignées, on ne guérit pas cette paralysie, on n'essaye même pas de la guérir, on combat un des phénomènes de l'inflammation, l'afflux du sang dans les capillaires, on ne combat pas l'inflammation elle-même.

2° *Emissions sanguines locales, sangsues* et *ventouses.* — Autrefois on croyait à l'action locale de la saignée. On s'imaginait que celle-ci avait des effets différents quand on la faisait au cou ou au pied, au bras droit ou au bras gauche. Aujourd'hui, tout le monde sait que ces diverses saignées ont le même effet et qu'elles se bornent à vider, d'une manière générale, le système sanguin, sans agir plus particulièrement sur les vaisseaux ouverts que sur les autres.

En fait d'action locale des émissions sanguines on ne croit plus qu'à celle des sangsues et des ventouses; encore beaucoup de médecins pensent-ils, avec raison, que cette action locale est nulle quand les vaisseaux, siége de l'inflammation, ne communiquent pas directement avec ceux d'où l'on tire le sang. Ainsi, ils ne croient plus à l'action locale des sangsues, mises sur l'épigastre pour combattre la gastrite, ni à celle des ventouses appliquées au niveau du cœur pour guérir la péricardite ou l'endocardite, etc. Ils prétendent que, pour ces deux cas, et pour beaucoup d'autres semblables, il n'existe aucun vaisseau faisant communiquer la peau avec les organes profonds; et si, disent-ils, les sangsues et les ventouses exercent alors une certaine action sur le mal, ce ne peut être qu'une action générale tout à fait indépendante du siége de l'émission sanguine.

Cependant, tout en accordant ce qui précède, et il serait difficile de ne point l'accorder, la plupart des médecins croient encore à l'effet local des émissions sanguines, lorsqu'elles intéressent directement les vaisseaux enflammés ou les vaisseaux voisins. C'est encore là une illusion. Sans doute, les sangsues et les ventouses, appliquées directement sur le siége de l'inflammation, prennent bien le sang des capillaires malades, mais ce sang, aussitôt enlevé, est immédiatement remplacé par d'autre sang venu du cœur. Tant que la circulation générale persiste, tant que les tissus malades restent en libre communication avec le cœur, il est impossible de vider localement les vaisseaux congestionnés, parce que de nouveau sang arrive sans cesse pour remplacer le sang enlevé, et cela d'autant plus sûrement et d'autant plus vite que l'inflammation est plus forte et la fièvre plus intense. Vider localement le système circulatoire est donc aussi impossible que de vider localement une rivière, et, prétendre y réussir, c'est nier la circulation elle-même.

Au surplus, les partisans des émissions sanguines locales sont loin d'être d'accord sur leurs effets. Les uns pensent qu'elles attirent le sang dans les vaisseaux, bien loin de l'en retirer; aussi conseillent-ils d'appliquer les sangsues et les ventouses, non pas directement sur les vaisseaux enflammés, mais à côté. Les autres s'imaginent le contraire; ils croient que les émissions sanguines locales diminuent l'affluence du sang dans les capillaires qu'elles intéressent, et ils s'estiment heureux quand ils peuvent mettre leurs sangsues et leurs ventouses directement sur les tissus malades, ce qui, par parenthèse, est rarement possible. En réalité, les émissions sanguines locales n'augmentent ni ne diminuent localement l'afflux du sang. Elles se bornent tout simplement à faire sortir des vaisseaux une certaine masse de sang, qui est immédiatement remplacée par une masse égale de sang venu du cœur. Les tissus se congestionnent, uniquement parce que leurs vaisseaux sont paralysés et offrent au sang un abord plus facile. Pour guérir cette congestion, il faut, non pas retirer du sang qui serait immédiatement remplacé, mais guérir la paralysie des vaisseaux et supprimer ainsi la cause même qui produisait l'affluence du sang. Or, c'est là ce que les émissions sanguines ne sauraient faire.

Tout cela, dira-t-on, peut être vrai pour la congestion, mais quand la circulation est ralentie localement, quand il y a engorgement, les émissions sanguines locales doivent être plus efficaces. D'abord, je ferai remarquer que les sangsues et les ventouses sont rarement employées dans le traitement de l'engorgement. Mais, quand elles le sont, leur effet est exactement le même que dans la congestion. Le sang qu'elles enlèvent des vaisseaux engorgés est remplacé de même, au fur et à mesure de son écoulement, seulement avec plus de lenteur, à cause du ralentissement de la circulation. Le vide momentané, produit dans les capillaires par l'hémorrhagie locale, se trouve comblé en deux secondes, au lieu de l'être en une seule. Mais, va-t-on m'objecter, quand l'engorgement est arrivé au dernier degré, quand le sang stagne dans les vaisseaux et que la circulation est arrêtée localement, dans ce cas, le sang enlevé par les émissions sanguines ne peut pas être remplacé par celui venu du cœur. Cela est très-vrai, mais alors il est inutile de pratiquer une émission sanguine, car elle resterait sans effet, les sangsues et les ventouses ne pouvant tirer du sang d'un tissu, qu'autant que le sang y circule encore.

Diète. — Un des premiers effets de l'inflammation, lorsqu'elle est intense et qu'elle s'accompagne d'un mouvement fébrile, c'est de supprimer les digestions. La sécheresse de la bouche ôte l'appétit; l'état anhydre du sang arrête la sécrétion du suc gastrique; enfin l'irritabilité de la muqueuse gastrique s'oppose au séjour des aliments dans l'estomac et provoque soit le vomissement, soit la diarrhée.

Quand les malades ont la fièvre, il est donc inutile de leur donner à manger, puisque les aliments ingérés dans ces conditions ne sont ni digérés, ni absorbés, qu'ils ne servent à rien et ne peuvent qu'augmenter la fièvre et causer des indigestions.

Dans ce cas, la diète est donc parfaitement légitime; et il faut refuser sévèrement toute espèce d'aliment solide ayant besoin d'une digestion préalable pour être absorbé. On soutiendra les malades en leur donnant des aliments liquides absorbables immédiatement et sans travail digestif. Telles sont les tisanes sucrées, l'eau panée, les décoctions d'orge ou de riz, le bouillon léger bien dégraissé, etc. Mais, aussitôt que la fièvre tombera, aussitôt que l'appétit reviendra et que les digestions se rétabliront, il faudra revenir progressivement aux aliments solides et nourrir le malade d'une façon de plus en plus substantielle. En un mot, dans les inflammations, il faut ordonner la diète à son corps défendant, quand on ne peut pas faire autrement ; et permettre les aliments solides aussitôt que les malades sont assez bien portants pour les digérer et les absorber.

Telle n'est pas l'opinion des partisans de la diète. Ils refusent les aliments solides dans la fièvre, non par crainte d'une indigestion, mais de peur que ces aliments ne soient digérés et absorbés et n'aillent augmenter intempestivement les forces du malade. Dans leur manière de voir, la diète n'est pas une simple mesure d'hygiène, c'est un adjuvant des émissions sanguines, c'est un moyen puissant de diminuer la masse du sang et partant de guérir l'inflammation, c'est un *débilitant*. J'accorde volontiers que l'abstinence diminue et appauvrit le sang, comme la saignée, et c'est pour cela que je la repousse du traitement des inflammations. Elle a, en effet, tous les dangers de la saignée, elle est même plus dangereuse, car celui à qui on tire du sang peut réparer rapidement cette perte s'il est bien nourri ; celui qui est à la diète ne le peut et s'affaiblit fatalement de plus en plus. Comme la saignée, la diète ne guérit en aucune façon les paralysies vasculaires ; loin de là, elle les entretient, les prolonge et les aggrave en ralentissant le mouvement de la nutrition. Comme la saignée, la diète altère le sang ; elle le rend plus aqueux, plus riche en matières pyogéniques et en principes fibrineux. Comme la saignée, elle favorise la production des exsudations inflammatoires, des épanchements séreux, du pus, des fausses membranes. Comme la saignée, enfin, elle débilite profondément l'organisme, prolonge la convalescence, facilite les rechutes et les récidives, et même, dans quelques cas, est la cause unique de la mort.

Pourquoi donc la diète a-t-elle eu une vogue actuellement bien déchue? C'est d'abord à cause des accidents très-réels que produit dans la fièvre une alimentation intempestive. On a cru que ces accidents étaient dus à l'absorption des aliments, à leur pénétration dans le sang, tandis que c'est précisément le contraire, l'effet nuisible observé étant dû à la non-digestion des matières alimentaires et à leur présence dans le tube digestif.

Une autre raison du succès de la diète, c'est la théorie qu'on se faisait de l'inflammation. On croyait que cette maladie était produite par un excès, par un débordement de sang, et qu'on allait la guérir en diminuant la masse de ce liquide. Or, c'était une grande erreur. En agissant ainsi, on peut bien amender temporairement les accidents congestifs par le mécanisme de la délitescence, mais on ne guérit pas réellement l'inflammation. Pour cela, il faut modifier le solide vivant, il faut guérir les paralysies des vaisseaux, et le meilleur moyen c'est de fournir à ces vaisseaux les matériaux nutritifs dont ils ont besoin, autrement dit, c'est de renoncer à la diète toutes les fois que cela sera possible.

Révulsifs cutanés. — Ce sont des substances irritantes qu'on applique sur la peau dans le dessein d'y faire naître une inflammation plus ou moins intense. Ils se divisent en trois classes, suivant l'intensité de l'inflammation qu'ils développent : les *rubéfiants*, qui déterminent une simple congestion passagère ; les *vésicants*, qui produisent une congestion plus intense avec exsudation séreuse, soulèvement de l'épiderme et excoriation de la peau ; et enfin les *caustiques*, qui détruisent une portion de la peau et donnent naissance à une eschare. Du reste, cette différence d'action des révulsifs correspond à une simple différence d'intensité, et la preuve, c'est qu'un même agent peut être en même temps rubéfiant, vésicant et caustique, suivant qu'il agit plus ou moins énergiquement. Les cantharides, le calorique sont dans ce cas.

Rubéfiants. — Les plus usités sont les *sinapismes* et les *pédiluves irritants*. Ils sont fréquemment employés dans le traitement des inflammations, où on leur attribue une action *révulsive*. On suppose que la congestion qu'ils déterminent attire le sang des tissus enflammés et guérit l'inflammation. Remarquons-le, ce déplacement du sang fût-il vrai, l'inflammation s'en trouverait seulement amoindrie et non guérie, puisqu'on n'aurait rien fait à la paralysie des vaisseaux, cause unique des phénomènes inflammatoires. En second lieu, cet amoindrissement serait lui-même très-passager, puisque l'action des rubéfiants est toujours de peu de durée et ne dépasse pas quelques heures. Mais ce déplacement du sang produit par la révulsion est-il bien réel et a-t-il toute l'importance qu'on lui attribue? Je ne le crois pas. En effet, le sang attiré dans les parties rubéfiées modifierait déjà médiocrement l'inflammation s'il était emprunté tout entier aux vaisseaux malades. Mais, loin de là, il est réparti également sur toute l'étendue du système circulatoire, de telle sorte que les organes enflammés ne cèdent qu'un vingtième, un centième, un cinq-centième du sang attiré dans la peau rubéfiée. Les révulsifs même les plus puissants ne sauraient produire une action locale bien énergique. Ainsi les *ventouses de Junod*, qui attirent rapidement dans les membres de grandes quantités de sang produisent des défaillances et des syncopes sans guérir l'inflammation, et c'est ce qui explique le discrédit où on les voit.

Autre objection contre la théorie de la révulsion. Si les rubéfiants étaient réellement révulsifs, ils devraient se révulser les uns les autres. Les nouveaux sinapismes devraient guérir et faire disparaître les sinapismes déjà appliqués ; car ceux-ci sont sans contredit des inflammations très-légères et beaucoup plus faciles à révulser que les inflammations des maladies. Or, l'expérience de tous les jours montre qu'il n'en est rien. Les sinapismes ne guérissent pas les sinapismes, et l'on n'a pas ce spectacle au moins singulier d'une médication qui combattrait elle-même son propre effet, et qui serait d'autant moins efficace qu'elle serait appliquée d'une manière plus large.

Cependant, il faut l'accorder, les rubéfiants agissent réellement sur les inflammations, mais c'est autrement qu'on le suppose. Ils n'attirent pas le sang des vaisseaux enflammés, mais ils donnent naissance à des impressions sensitives qui pénètrent dans les centres nerveux, se réfléchissent sur les vaisseaux malades, et guérissent leurs paralysies. Je ne veux pas critiquer le principe de cette médication, principe excellent, et que j'adopte entièrement; mais je ferai remarquer que les rubéfiants sont loin de remplir le but qu'on se propose aussi bien qu'on pourrait le désirer.

Une première critique à faire aux rubéfiants, c'est que les impressions sensitives auxquelles ils donnent naissance sont douloureuses, et partant non physiologiques. A mon avis, elles seraient en même temps plus efficaces et plus pratiques si elles étaient indolentes et si elles ressemblaient exactement aux impressions sensitives physiologiques qui produisent les contractions normales des vaisseaux. Le grand principe de la thérapeutique tel qu'Hippocrate l'a formulé, c'est de rendre au corps ce qui lui manque. Or, on ne peut pas dire que la santé soit troublée par un défaut d'impressions douloureuses, la douleur étant par elle-même quelque chose d'essentiellement contraire à la santé.

Une seconde objection à faire aux rubéfiants,

c'est que leur effet n'est pas suffisamment prolongé; après deux outrois heures leur œuvre cesse, les impressions sensitives qu'ils déterminaient disparaissent, et l'effet curatif obtenu pendant quelques instants n'a plus lieu. Or, dans une médication convenablement instituée, les impressions sensitives destinées à guérir les paralysies des vaisseaux devraient se prolonger aussi longtemps que la paralysie persiste.

Enfin, une dernière objection plus capitale encore, c'est que, dans la pratique, les rubéfiants sont appliqués d'après la théorie de la révulsion et non d'après celle de l'excitation. On les place sur certains points toujours les mêmes, aux malléoles, aux mollets, aux cuisses, etc., partout où la peau est fine, et sans avoir aucun égard au siége de la maladie à combattre. Il faudrait, au contraire, pour chaque maladie, varier le siége de la rubéfaction et la pratiquer dans les points où les impressions sensitives peuvent le mieux se réfléchir par action réflexe sur les vaisseaux malades. Or, c'est à quoi ne pensent guère la plupart des médecins lorsqu'ils appliquent des sinapismes.

Vésicatoires. — Les vésicants les plus employés sont les cantharides, l'ammoniaque, l'eau bouillante et l'huile de croton, cette dernière tenant le milieu entre les vésicants et les rubéfiants.

Ce qu'on vient de dire des rubéfiants s'applique de tout point aux vésicants. Ceux-ci n'exercent aucune révulsion sensible sur les inflammations. La quantité de sang qu'ils déplacent est très-minime et se trouve d'ailleurs répartie sur la totalité du système circulatoire. Enfin, les vésicatoires n'exercent aucune action révulsive les uns sur les autres, bien qu'ils soient plus facilement curables que les inflammations contre lesquelles on les emploie.

Cependant les vésicatoires agissent dans les inflammations, mais c'est à la manière des rubéfiants; c'est en produisant des impressions sensitives qui pénètrent dans les centres nerveux, se réfléchissent sur les vaisseaux paralysés, et en amènent la guérison. Ces impressions sensitives sont beaucoup plus persistantes et prolongées que celles des sinapismes, et sous ce rapport elles sont préférables. Mais elles sont aussi beaucoup plus douloureuses, beaucoup plus difficiles à supporter, et c'est là une grande cause d'insuccès. Les impressions sensitives que l'on provoque artificiellement dans les maladies doivent ressembler autant que possible à celles qui s'observent à l'état normal. Or, ces dernières sont complétement indolentes; bien plus, elles sont si faibles qu'on n'a même pas la conscience de leur existence. Enfin, de même que les sinapismes, le plus souvent les vésicatoires sont posés dans une intention de révulsion, et sans qu'on tienne un compte suffisant du siége du mal, ni des actions réflexes auxquelles il faudrait donner naissance.

Les vésicatoires présentent une large bulle de sérosité. Le vulgaire, et, il faut bien l'avouer, quelques médecins aussi s'imaginent que cette sérosité provient des épanchements séreux, et qu'elle est très-utile à la guérison de ces épanchements. C'est là une erreur fâcheuse : la sérosité des vésicatoires est tirée du sang contenu dans les capillaires les plus superficiels du derme, et elle se produit exactement la même, qu'il y ait ou non un épanchement.

D'autres médecins accordent que la sérosité des vésicatoires vient des vaisseaux, mais ils pensent que cette *spoliation* du sérum du sang s'oppose à la formation de nouveaux épanchements, et hâte la résorption des anciens. C'est précisément le contraire qui est vrai. Les inflammations se compliquent d'autant plus aisément d'épanchements séreux, que le sérum de sang est plus pauvre en albumine, et plus riche en eau. Or, les vésicatoires, en enlevant au sang une partie de son sérum, ne peuvent que favoriser la production des épanchements.

Je ne dirai rien ici des vésicatoires entretenus. Ceux-ci agissent exactement comme les *exutoires* dont il va être bientôt question.

Caustiques. Les caustiques sont des irritants très-énergiques, qui détruisent la peau dans une profondeur plus ou moins grande, et produisent ainsi des plaies avec perte de substance, et qui suppurent longtemps et abondamment. Tels sont les *cautères*, les *fontanelles*, les *moxas*, auxquels il faut ajouter les *sétons* et les vésicatoires entretenus, dont l'action thérapeutique est la même.

Tous ces exutoires ont pour caractère commun de sécréter du pus, et c'est à cette sécrétion purulente qu'on attribue leur vertu thérapeutique. Ils forment, dit-on, de véritables orifices d'écoulement par lesquels s'élimine tout le pus contenu dans le sang, et ils seraient de tous les *dépuratifs* les plus énergiques et les plus certains. C'est là une appréciation erronée. Les exutoires, bien loin de combattre la tendance à la suppuration, la favorisent. Par les douleurs qu'ils provoquent, par les pertes de liquide qu'ils déterminent, ils accélèrent la circulation lymphatique et chargent le sang de matériaux pyogéniques. Si les exutoires sécrètent si constamment du pus, ce n'est pas parce qu'ils éliminent les matières pyogéniques déjà existantes dans le sang, mais c'est parce qu'ils en provoquent un nouvel afflux dans les vaisseaux. Aussi, plus on multiplie les exutoires, plus on les irrite, plus ils sécrètent de pus, et moins ils ont de tendance à se tarir. S'ils étaient dépuratifs, comme on le suppose, on devrait observer le contraire, et ils devraient se sécher aussitôt qu'ils auraient éliminé tout le pus contenu dans l'économie; or c'est ce qui n'a jamais lieu. Enfin, si les exutoires étaient réellement dépuratifs, ils devraient exercer cette action dépurative les uns sur les autres et se tarir mutuellement, de telle sorte qu'ils se montreraient d'autant moins efficaces qu'ils seraient plus nombreux. Un nouvel exutoire nuirait à l'action de ceux qui existent déjà, bien loin d'augmenter leur effet. Or, c'est là une conclusion que n'admettront guère ceux-là mêmes qui préconisent le plus l'emploi des exutoires.

Ce n'est pas à dire que les exutoires n'aient une certaine utilité dans le traitement des inflammations. Mais ils se comportent autrement qu'on ne le suppose; ils agissent à la manière des rubéfiants et des vésicants, c'est-à-dire par action réflexe en donnant naissance à des impressions sensitives qui se réfléchissent sur les vaisseaux paralysés. Seulement, de même que, pour les vésicatoires, ces impressions sensitives des exutoires sont trop intenses et trop douloureuses, outre que le plus souvent elles sont mal dirigées, provenant toujours des mêmes points de la peau, sans qu'on tienne aucun compte du siége varié des maladies. C'est ainsi qu'on conseille des vésicatoires et des cautères au bras contre toutes sortes d'affections intéressant les organes les plus divers.

VINGTIÈME LEÇON

23 janvier 1865.

Révulsifs internes. — Vomitifs. — Purgatifs. — Cathérétiques.

MESSIEURS,

RÉVULSIFS INTERNES. — Ce sont des substances irritantes qu'on applique sur la muqueuse digestive afin d'y produire une inflammation plus ou moins intense. On les divise en deux grandes classes : les *vomitifs* et les *purgatifs*, suivant qu'ils agissent plus particulièrement sur la muqueuse de l'estomac ou sur celle du tube digestif.

Pourquoi une substance est-elle vomitive ou purgative ? Cela dépend de sa rapidité à produire une action irritante. En effet, le cours des matières ingérées se ralentit à mesure qu'on se rapproche de l'anus. Très-rapide et comme convulsif dans la bouche et l'œsophage, il est déjà plus lent dans l'estomac, plus lent encore dans l'intestin grêle; enfin c'est dans le gros intestin qu'il se trouve le plus ralenti. Cela posé, une substance irritera une section d'autant plus élevée du tube digestif, que son action sera plus rapide. Si, par exemple, elle agit instantanément comme les acides, l'éther, les corps très-chauds, elle irritera la bouche, la gorge et l'œsophage, malgré la rapidité de la déglutition. Si la substance ingérée est un peu plus lentement irritante, comme l'émétique, l'ipéca, le sulfate de cuivre, elle arrivera sans accident dans l'estomac, et c'est ce viscère qu'elle irritera; elle sera donc vomitive. Si elle est encore plus lente dans son action, comme les sels neutres, l'huile de ricin, le calomel, etc., elle traversera l'estomac sans trahir son passage par aucun phénomène, elle arrivera dans l'intestin grêle, et c'est là seulement que son séjour sera assez prolongé pour lui permettre d'être irritante. Enfin, si les substances ingérées ont une action plus tardive encore, comme l'aloès, la magnésie, etc., elles traverseront tout le tube digestif sans rien produire, et c'est seulement dans le côlon qu'elles pourront manifester leurs propriétés irritantes, grâce à la durée du séjour qu'elles y feront.

Bien entendu, l'ordre qu'on vient de dire ne s'observe qu'autant que les substances ingérées ne sont pas en quantité trop grande et que la muqueuse digestive n'a pas une susceptibilité exagérée. C'est ainsi que les purgatifs pris à fortes doses se transforment en vomitifs, et que, d'autre part, chez les individus atteints de gastrite, tout peut faire vomir, tout, jusqu'aux aliments et à l'eau pure.

Vomitifs. On donne ce nom à toutes les substances dont l'ingestion est habituellement suivie de vomissements, telles que le tartre stibié, l'ipéca, le sulfate de cuivre. Le vomissement est un mouvement réflexe particulier; c'est une contraction simultanée des muscles inspirateurs et expirateurs. A l'état normal, jamais ces deux groupes de muscles ne se contractent ensemble, mais toujours ils entrent en action l'un après l'autre, de manière à produire les mouvements alternatifs de la respiration. Or, le vomissement trouble cette alternance; il fait contracter en même temps le diaphragme (muscle inspirateur) et les muscles abdominaux (muscles expirateurs), et c'est cette double contraction qui comprime violemment l'estomac et en fait sortir le contenu.

Le mouvement réflexe du vomissement est produit par des impressions sensitives qui partent soit de l'isthme du gosier, soit de la muqueuse gastrique. Il n'y a aucun doute à cet égard, puisqu'il suffit de titiller la luette pour produire la nausée, et que, d'un autre côté, toute inflammation un peu violente de l'estomac s'accompagne, à coup sûr, de vomissements. Cependant, pour qu'il y ait vomissement, il ne suffit pas que des impressions sensitives spéciales viennent solliciter la contraction simultanée des muscles inspirateurs et expirateurs. Il faut, de plus, deux nouvelles conditions.

D'abord, il faut que le système nerveux soit rendu

plus irritable que de coutume, afin que les impressions sensitives, cause première du vomissement, aient leur plein effet et provoquent la nausée. Cet état particulier du système nerveux est ce qui produit le mal de cœur et l'envie de vomir. Il est très-différent de la nausée; il la prépare et la favorise, mais il ne la constitue pas. La nausée est une impression sensitive qui part du pharynx ou de l'estomac, et va solliciter la contraction du diaphragme et des muscles abdominaux. Le mal de cœur est une débilitation du système nerveux produite par des moyens variés. Tantôt il est provoqué par l'absorption des substances émétiques. C'est, par exemple, ce qui a lieu quand le tartre stibié et l'ipéca sont donnés en lavage. D'autres fois, il est causé par les hémorrhagies abondantes qui, comme on le sait, facilitent les actions réflexes et prédisposent aux convulsions. D'autres fois, enfin, il est amené par le roulis des vaisseaux, par les oscillations des balançoires et autres mouvements semblables qui troublent singulièrement l'innervation et favorisent les défaillances et les nausées.

Enfin, une dernière condition du vomissement, c'est que l'estomac soit plein et son orifice cardiaque relâché et largement ouvert. Lorsqu'il en est autrement, l'estomac a beau être comprimé entre les muscles abdominaux et le diaphragme, il ne laisse sortir rien, et le patient s'exténue en nausées qui lui brisent la poitrine, sans amener aucune évacuation.

En résumé, le vomissement complet résulte du concours de trois éléments morbides : 1° la nausée, qui détermine les contractions réflexes du diaphragme et des muscles abdominaux ; 2° le mal de cœur, qui favorise ces mouvements réflexes et assure l'accomplissement de la nausée ; 3° le relâchement du cardia, qui permet l'évacuation des matières contenues dans l'estomac. Ces trois éléments du vomissement peuvent se produire séparément, et c'est ce qui a lieu encore assez fréquemment. Mais les vomitifs ont le privilége de les produire tous trois avec facilité. Ils amènent le mal de cœur en étant absorbés ; ils provoquent la nausée en irritant la muqueuse gastrique ; enfin ils distendent l'estomac et relâchent le cardia, grâce à la quantité de liquides avec lesquels on les administre. C'est par suite de ce concours de circonstances que les substances dites vomitives produisent le vomissement, pour ainsi dire à coup sûr, tandis que les autres irritants, alors même qu'ils intéressent l'estomac, sont beaucoup moins certains dans leur effet.

Les vomitifs agissent de deux manières dans les inflammations, comme *sédatifs* et comme *évacuants*. La sédation des phénomènes inflammatoires provoquée par le vomissement est très-réelle. Elle est due à la fatigue, à l'anéantissement que causent les efforts de vomissement et au ralentissement de la circulation qui en est la conséquence. Sous cette influence, le sang arrive dans les vaisseaux paralysés en quantité moindre, et il en résulte une amélioration passagère produite par le mécanisme de la délitescence. Mais ce n'est pas là une véritable guérison ; la paralysie des vaisseaux n'est nullement guérie par l'administration des vomitifs; loin de là, elle est souvent accrue par suite de l'absorption des substances émétiques. Du reste, la sédation ainsi obtenue est toujours passagère, puisqu'elle disparaît aussitôt que la fatigue du vomissement est réparée, et que la circulation a repris son énergie primitive.

Mais c'est surtout comme évacuants que les vomitifs sont employés. Il arrive souvent, dans les maladies, que l'estomac contient de la bile, des mucosités, des aliments non digérés. Ces substances, par leur séjour prolongé, irritent la muqueuse gastrique et deviennent la cause d'accidents divers, tels que les nausées, les douleurs épigastriques, l'anorexie, etc. Les vomitifs ont pour effet de faire évacuer ces matières, et ils produisent, de fait, un certain soulagement. Mais l'évacuation ainsi obtenue n'est réalisée qu'au prix d'efforts douloureux et d'une grande fatigue. La véritable indication serait de rendre aux matières contenues dans l'estomac leur cours naturel et de les faire descendre par l'intestin. Employé dans ces circonstances, le vomitif n'est donc qu'un pis aller et atteste l'impuissance du médecin qui ne peut pas vider l'estomac par un autre moyen.

Mais, dira-t-on, lorsqu'il y a déjà des nausées et

du mal de cœur, les vomitifs ne sont-ils pas nettement indiqués, puisqu'ils ne font alors que hâter un vomissement déjà imminent, et pour ainsi dire inévitable? Je ne le pense pas, et, au lieu de hâter et de favoriser l'accomplissement du mal, il vaudrait beaucoup mieux le prévenir et le guérir en instituant une médication qui dissipât le mal de cœur, arrêtât les nausées, et agît précisément en sens inverse des vomitifs.

Je ne parlerai pas ici du prétendu effet révulsif des vomissements. Il est clair que cet effet n'est pas plus réel que celui exercé par les rubéfiants et les vésicatoires, et qu'il n'a aucune portée thérapeutique.

On a prétendu encore que les vomitifs favorisaient l'expectoration dans le croup et les bronchites capillaires. Mais c'est là une opinion erronée, qui tient à ce qu'on a confondu les efforts du vomissement avec ceux de l'expectoration et de la toux. Or, ce sont là deux actes pathologiques tout à fait distincts. Dans le vomissement, la contraction du diaphragme s'oppose de la manière la plus absolue à tout phénomène d'expiration. Bien loin de favoriser l'expulsion des crachats et des fausses membranes, le vomissement y nuit, la prostration générale qu'il laisse après lui affaiblissant les muscles expirateurs et diminuant d'autant la vigueur de la toux.

Purgatifs. — Les purgatifs sont toutes les substances irritantes, dont l'ingestion produit une inflammation plus ou moins vive de la muqueuse intestinale. Cette congestion de l'intestin a deux effets : d'un côté, elle détermine une sécrétion plus abondante des humeurs intestinales, de la bile, du suc pancréatique, du suc intestinal, du mucus et des gaz de l'intestin. En second lieu, elle provoque, par action réflexe, les contractions péristaltiques de la tunique musculaire du tube digestif. De ces deux effets combinés résulte la diarrhée, c'est-à-dire une évacuation plus fréquente de matières stercorales plus liquides que de coutume. Le plus souvent cette diarrhée est douloureuse et s'accompagne de coliques plus ou moins vives, résultant de l'inflammation du tube digestif et des contractions énergiques dont il est le siége.

Suivant la rapidité de leur action, les purgatifs intéressent des sections différentes du tube digestif. Ceux dont l'action est la plus rapide irritent l'estomac et le duodénum, et produisent une diarrhée bilieuse, compliquée d'un embarras gastrique; tels sont les huiles de croton, de ricin et le calomel.

Les purgatifs dont l'action est un peu moins rapide, les sels neutres, par exemple, traversent l'estomac et l'intestin sans les enflammer, et se bornent à irriter l'intestin grêle. Ils donnent lieu à des selles séreuses abondantes, qu'accompagnent des coliques siégeant autour de l'ombilic. Enfin, les purgatifs à action plus lente, l'aloès, le jalap, le séné, la magnésie, etc., traversent tout l'intestin grêle sans l'irriter et n'agissent que sur le gros intestin. Il produisent ainsi des selles muqueuses, qu'accompagnent des coliques très-vives siégeant sur le trajet du gros intestin, c'est-à-dire sur le pourtour de l'abdomen et non au milieu. Cette localisation des purgatifs est du reste indépendante de l'intensité de la purgation, car, on l'a déjà dit, elle tient uniquement à la rapidité de l'irritation produite, et non à l'énergie même de cette irritation.

L'action thérapeutique attribuée aux purgatifs est multiple, et il convient ici, par une sévère analyse, d'en apprécier la valeur.

Action évacuante. — C'est la plus simple et la plus évidente. Quand il y a constipation, l'administration d'un purgatif fait aller à la selle et débarrasse l'intestin. Au premier abord, ce résultat paraît très-heureux, cependant, en y regardant de plus près, on trouve que les purgatifs agissent dans la constipation d'une manière toute palliative et qu'ils ne la guérissent en aucune façon. Loin de là, ils l'aggravent; ils augmentent la paresse de l'intestin, et l'on est obligé, pour obtenir de nouvelles selles, d'employer des purgatifs plus énergiques et plus fréquents. Pour guérir la constipation, il faudrait rendre à la tunique musculaire du gros intestin sa contractilité primitive, or les purgatifs diminuent cette contractilité bien loin de l'accroître, et ils augmentent ainsi la constipation qu'ils sont destinés à combattre. Pour vaincre la constipation, les lavements simples qui délayent les matières stercorales et les rendent plus faciles à évacuer, sont bien préférables à l'usage des purgatifs, même de ceux réputés les plus doux et les plus inoffensifs.

Effet purgatif. — Souvent on administre les purgations, avec l'intention de faire évacuer une certaine quantité de bile, de mucus ou de sérosité, et, se fondant sur d'anciennes idées humorales, on est persuadé que cette évacuation est très-utile à la guérison des inflammations. On renoncera bien vite à ces idées, si l'on réfléchit que les principes, ainsi évacués, font partie intégrante de l'organisme, où leur présence non-seulement n'exerce aucune action fâcheuse, mais est indispensable à l'accomplissement de certaines fonctions. Ainsi la bile est une humeur digestive qui neutralise les matières acides venues de l'estomac, arrête la digestion gastrique et permet à la digestion intestinale de commencer. Le mucus est indispensable à la progression et au glissement des matières dans le tube digestif. Enfin, la sérosité des sucs digestifs est nécessaire pour délayer les aliments et permettre leur absorption. Aucun de ces trois principes ne présente donc de propriétés délétères, et il est suranné d'en provoquer l'élimination.

Action spoliatrice. — Tout en reconnaissant que la sérosité n'a rien de nuisible en elle-même, beaucoup de médecins pensent qu'il est bon de l'évacuer. Ils croient débarrasser ainsi le sang de ses principes séreux et favoriser la résorption des épanchements et des hydropisies. J'ai déjà dit, à propos des vésicatoires, combien cette théorie était illusoire. En dépouillant le sang de sa sérosité, on le rend plus aqueux, on le rend plus apte à s'infiltrer dans les tissus et on favorise ainsi la formation des épanchements séreux, bien loin de la combattre.

Action révulsive. — Tout ce que j'ai dit à propos des rubéfiants s'applique exactement aux purgatifs. La congestion de la muqueuse intestinale, produite par les purgatifs, n'exerce sur les inflammations qu'une action révulsive insignifiante, parce qu'elle se répartit sur tout le système circulatoire, et qu'elle ne saurait se localiser.

De plus, en admettant que cette révulsion ait lieu, ce serait encore une mauvaise médication, d'abord parce qu'elle ne dure pas assez, et ensuite, parce qu'elle se borne à amender l'inflammation, sans la guérir en rien et sans faire disparaître la paralysie des vaisseaux. Enfin, si les purgatifs exerçaient réellement une action révulsive, ils devraient commencer par se révulser et se neutraliser les uns les autres, et l'on arriverait à cette conclusion ridicule que les purgatifs agissent d'autant moins, qu'ils intéressent la muqueuse intestinale sur une plus grande étendue.

Action débilitante. — Cette action est très-réelle,

et c'est à elle que les purgatifs doivent leur succès. En éliminant une certaine quantité de sérosité, en supprimant pendant quelque temps les digestions, les purgatifs, surtout les drastiques, diminuent la masse du sang et ralentissent la circulation. Il en résulte un afflux moindre du sang dans les tissus enflammés et une rapide résorption des épanchements séreux et des hydropisies. Mais l'amélioration ainsi obtenue est momentanée, elle disparaît aussitôt que le sang a réparé ses pertes et que la circulation a repris son activité normale. Les purgatifs n'ont fait que pallier le mal sans le guérir, car pour obtenir ce dernier résultat il eût fallu modifier le solide et rendre le mouvement aux vaisseaux paralysés : or c'est ce qu'aucun purgatif ne saurait faire.

Action excitante. — Enfin les purgatifs peuvent agir sur l'inflammation par action réflexe en donnant naissance à des impressions sensitives qui vont se réfléchir sur les vaisseaux malades ; seulement cette excitation est trop intense et trop différente des excitations physiologiques essentiellement indolentes. De plus, les purgations, agissant toujours sur la muqueuse intestinale, les actions réflexes qu'elles produisent sont toujours les mêmes et n'ont pas la variété qui serait indispensable pour traiter des maladies diversement localisées.

Cathérétiques. — Les cathérétiques sont des substances légèrement irritantes qu'on applique sur la peau et les muqueuses enflammées, de manière à modifier l'inflammation existante à l'aide d'une nouvelle inflammation : tels sont les pommades irritantes employées dans le traitement des maladies de la peau; les collyres irritants, conseillés dans les conjonctives; les gargarismes astringents et irritants, préconisés contre les angines; les vomitifs et les purgatifs, employés dans les gastrites, les entérites, les dysentéries; enfin les injections irritantes, recommandées dans les blennorrhagies et les vaginites, etc.

Pour comprendre la manière d'agir des cathérétiques, il faut se souvenir que l'inflammation se présente sous deux formes différentes : 1° la forme congestive, constituée par une paralysie des artérioles et caractérisée par une accélération de la circulation capillaire entraînant après elle un accroissement de la rougeur, de la chaleur et de la sensibilité des tissus enflammés, ainsi qu'une augmentation des exsudations suintant à leur surface; 2° la forme engorgée, constituée par une paralysie des veinules et caractérisée par le ralentissement de la circulation capillaire, et par la diminution de la rougeur, de la température et de la sensibilité des tissus malades.

Remarquez que les symptômes de l'engorgement sont précisément opposés à ceux de la congestion, et qu'ils tendent à faire disparaître ces derniers, ou du moins à les améliorer; de telle sorte que l'engorgement peut jusqu'à un certain point être considéré comme le remède de la congestion. C'est là, du reste, un fait prouvé par l'expérience. Chez un animal dont la face est congestionnée par suite de la section de son sympathique, on produit un engorgement de la face en coupant la cinquième paire du même côté. Aussitôt on voit diminuer l'intensité des phénomènes congestifs, et les parties malades présentent un état intermédiaire entre la congestion et l'engorgement. La congestion est de même une sorte de remède contre l'engorgement, et, si l'on répète l'expérience précédente en sens inverse, en commençant par la section de la cinquième paire, on produit de même, par la section du sympathique, une certaine amélioration de l'engorgement. C'est donc là un fait parfaitement établi par le raisonnement comme par l'expérience et sur lequel on peut s'appuyer sans crainte d'erreur.

Cela posé, quand dans une congestion on fait des applications topiques irritantes et qu'il en résulte une amélioration, il est clair que ces applications ont agi en paralysant les veinules restées saines, en amenant un certain degré d'engorgement, et en diminuant ainsi la violence des symptômes inflammatoires existants.

Réciproquement, quand dans une inflammation à forme engorgée on emploie localement des préparations irritantes et qu'il en résulte du mieux, évidemment ce mieux provient de ce que le cathérétique a paralysé des artérioles restées saines, et a produit ainsi une congestion qui a contrebalancé les symptômes de l'engorgement.

Dans les deux cas, il y a donc eu une amélioration de l'inflammation, amélioration très-rapide, et pour ainsi dire instantanée, parce que rien n'était facile comme de paralyser des vaisseaux restés bien portants.

Cette amélioration des symptômes est-elle une guérison véritable? Évidemment non, elle est toute palliative; les irritants n'ont pas diminué ni guéri les paralysies vasculaires existantes; loin de là, ils en ont produit de nouvelles. Les vaisseaux d'un tissu n'étaient paralysés qu'en partie; après l'irritation topique, ils sont tous malades sans exception. En conscience, est-ce là une guérison? Sans doute les phénomènes locaux de l'inflammation se trouvent notablement amendés, mais la guérison en est rendue plus incertaine, plus lente, plus difficile. Les inflammations traitées par les cathérétiques tendent invinciblement à prendre la forme chronique, et quand elles guérissent à force de temps, les rechutes sont inévitables et prochaines. On n'en a que trop d'exemples dans toutes les maladies de peau, les conjonctivites, les uréthrites, les vaginites, qui prennent rapidement, sous l'influence des topiques irritants, la forme chronique et deviennent incurables.

On a prétendu que les cathérétiques agissaient en substituant une inflammation de bonne nature à une autre inflammation de mauvaise nature, et on a donné à cette médication le nom de *substitutive* ou *homœopathique*.

Il est à remarquer que ceux qui parlent ainsi d'inflammation de bonne ou de mauvaise nature ne disent nulle part quelle est la nature de l'inflammation quand c'est précisément ce qu'il aurait fallu faire pour commencer. Pour moi, toutes les inflammations me paraissent être de la même nature, et cette nature est toujours essentiellement mauvaise ; c'est toujours une paralysie des vaisseaux, c'est-à-dire une perte plus ou moins complète de l'irritabilité et de l'excitabilité des veinules et des artérioles présidant à la circulation capillaire.

Cependant, pour en revenir à la médication substitutive, il est probable que ses partisans entendent par inflammations de bonne nature des paralysies vasculaires peu graves, malgré leur intensité apparente, et qui guérissent vite et complétement avec la plus grande facilité. Au contraire, ils désignent par inflammations de mauvaise nature les paralysies vasculaires rebelles qui persistent longtemps ou ne se laissent guérir que d'une manière incomplète. Cela posé, il est faux que, dans la médication cathérétique, des inflammations bénignes se substituent à des inflammations plus graves : elles s'y ajoutent ; il n'y a pas remplacement, il y a addition. Un tissu n'avait qu'une portion de ses vaisseaux paralysés, il était congestionné ou engorgé ; les topiques irritants complètent cette paralysie, ils frappent les vaisseaux restés sains, et substituent ainsi un engorgement congestif à la congestion simple ou à l'engorgement simple qui existaient auparavant. Il peut en résulter un certain amendement des symptômes, mais non une véritable guérison. Loin de là, l'inflammation ainsi traitée devient d'autant plus rebelle et plus incurable que les topiques irritants sont plus énergiques et employés plus fréquemment.

VINGT ET UNIÈME LEÇON

27 janvier 1865.

Absorption des médicaments. — Nouvelle thérapeutique.

MESSIEURS,

Les médicaments appliqués sur la peau ou sur les muqueuses ont une action simple et facile à comprendre. Ils irritent plus ou moins violemment les téguments qu'ils intéressent, ils en paralysent les vaisseaux et produisent ainsi une inflammation d'intensité variable. Mais, quand ces mêmes médicaments sont absorbés et pénètrent dans le sang, leur action est plus complexe et plus variée. Ainsi, l'ammoniaque et les cantharides appliquées sur la peau produisent toutes deux un même phénomène, une vésication ; absorbées, la première déterminera une légère excitation fébrile, la seconde donnera naissance à une cystite. Autre exemple : A l'intérieur, le calomel et le sulfate de soude purgent l'intestin grêle ; absorbés, le premier produit une salivation mercurielle ; le second ne donne lieu à aucun phénomène morbide. Cependant, en y regardant de près, il y a aussi des différences dans l'action topique des médicaments. Ainsi, la vésication de l'ammoniaque est produite en quelques minutes, celle des cantharides exige plusieurs heures pour s'accomplir. Le calomel provoque des selles verdâtres dues à l'absorption du sublimé corrosif et à une destruction plus rapide des globules sanguins de la veine porte; les selles du sulfate de soude sont jaunâtres ou d'un vert beaucoup plus pâle. Ainsi donc, les médicaments trahissent la différence de leur nature même dans leur action locale, mais c'est surtout par l'absorption et la pénétration dans le sang que ces différences se trouvent mises dans tout leur jour.

La différence d'action des médicaments absorbés dépend des conditions suivantes :

1° *Dose du médicament.* — Elle est de la plus grande importance et change absolument l'effet du médicament. Ainsi l'alcool est excitant à faible dose, il est narcotique à dose plus forte; enfin il est toxique quand il est ingéré en grande quantité, et tue alors avec la rapidité de la foudre. Quand donc on parle de l'action d'une substance, il faut toujours faire mention de la dose que l'on a administrée.

2° *Fractionnement.* — A doses égales, les médicaments produisent des effets très-différents suivant qu'ils sont donnés tout d'un coup en une ou deux fois, ou bien à petites doses fréquemment répétées. Ainsi 0,20 centigr. de calomel pris en une seule fois, purgent; prescrits en 40 paquets à une demi-heure d'intervalle, ils ne purgent plus, mais produisent une salivation mercurielle immédiate. Le tartre stibié et l'ipéca, pris en une ou deux fois, font vomir; administrés en lavage, ils ne font plus vomir, mais ils sont absorbés et amènent un état nauséeux.

3° *Degré de concentration.* — C'est encore là une condition très-importante. Une même quantité de médicament administrée de la même façon produira des effets très-différents, suivant qu'elle sera plus ou moins étendue d'eau. Ainsi 4 grammes d'acide sulfurique ingérés purs sont un poison; étendus d'un litre d'eau, ils forment une limonade parfaitement innocente.

4° *Facilité d'absorption.* — Les médicaments présentent entre eux de grandes différences, eu égard à la facilité de leur absorption; les uns sont absorbés immédiatement, ils traversent l'épithélium intestinal avec la plus grande facilité, et à peine sont-ils ingérés qu'ils commencent à agir; les autres ont une absorption beaucoup plus lente, quelques-uns même, comme le curare et le venin de vipère, ne sont pas absorbés du tout. On a vu précédemment que cette différence dans la rapidité de leur absorption distinguait les vomitifs des purgatifs et les purgatifs les uns des autres.

5° *Volatilité et élimination par les poumons.* — Les médicaments présentent encore dans leurs effets des différences capitales, suivant qu'ils sont plus ou moins volatils et qu'ils peuvent s'éliminer plus ou moins facilement en traversant les poumons. Les médicaments volatils pénètrent difficilement par absorption dans le sang artériel, car en traversant les poumons ils sont éliminés en totalité, et leur action se trouve toujours localisée à la muqueuse digestive, au foie et à la muqueuse respiratoire; c'est seulement quand ils sont absorbés en grande quantité qu'ils pénètrent dans le sang artériel et vont agir sur les autres organes. Les substances volatiles, même celles qui sont toxiques, peuvent donc être ingérées à certaines doses sans produire d'effet nuisible; tels sont l'alcool, l'éther, le chloroforme, la térébenthine, l'acide sulfhydrique, l'acide cyanhydrique, etc. Mais, si ces mêmes substances sont respirées, alors leur action est immédiate et énergique, parce qu'elles pénètrent sans obstacle dans le sang artériel et vont agir sur les tissus. Ainsi, le chloroforme n'a pas du tout le même effet, pris en potion ou respiré. Dans le premier cas, il est excitant; dans le second, anesthésique.

Autre conséquence. On sait quelle différence présentent les individus dans leur manière de supporter les boissons spiritueuses. Les uns s'enivrent immédiatement, les autres peuvent ingérer des quantités prodigieuses d'alcool, sans en ressentir aucun effet. Or, cette différence ne tient nullement à la force variable du système nerveux qui, chez les uns, résisterait à l'action de l'alcool et y succomberait chez les autres. Elle provient simplement de la rapidité de l'absorption intestinale et de l'amplitude de la respiration. Les personnes qui peuvent boire impunément sont celles qui absorbent lentement et qui ont une respiration ou très-large ou très-fréquente. Chez eux, les poumons, éliminant à chaque instant plus d'alcool qu'il n'en est absorbé, ce principe ne pénètre pas dans le sang artériel, et partant, n'exerce aucune action sur le cerveau.

6° *Affinité pour le sang.* — Quand les substances ont réussi à pénétrer dans le sang artériel, elles présentent encore de grandes différences, suivant qu'elles demeurent dans le corps plus ou moins longtemps. Les unes sont éliminées aussitôt qu'elles sont absorbées et ne font pour ainsi dire que traverser l'économie. Tels sont le sucre, les sels neutres, les sels de fer, les substances diurétiques, les substances volatiles, etc. Les autres, au contraire, séjournent volontiers dans le corps, et leur effet se fait sentir encore plusieurs journées après qu'on a cessé leur administration. Tels sont, par exemple, les alcaloïdes organiques, la morphine, la strychnine, etc., et les sels de plomb, de mercure, d'argent, etc. Cette différence d'action thérapeutique est très-importante, et elle s'explique aisément si l'on admet que les médicaments forment, avec nos tissus, des combinaisons plus ou moins stables.

7° *Action élective sur les éléments histologiques.* — Enfin, une dernière différence des médicaments, la plus importante de toutes, c'est leur action élective sur les éléments histologiques. Les cellules qui composent le corps ressentent d'une manière différente l'action des divers médicaments, soit qu'elles les absorbent avec plus de facilité, soit qu'elles se montrent plus sensibles à leur action toxique. Ainsi les substances, dites irritantes, ont une action élective sur les fibres musculaires ; les narcotiques, les anesthésiques agissent au contraire de préférence sur les tubes nerveux ou les cellules nerveuses; les sels de mercure ont une prédilection caractéristique pour les cellules de la salive; enfin, le sucre, les diurétiques ont la même prédilection pour les cellules qui sécrètent l'urine. Non-seulement les éléments histologiques d'espèce différente ont pour les médicaments des affinités diverses; mais des éléments histologiques, de même espèce, présentent des actions électives non moins évidentes. Ainsi, il est certain que toutes les substances narcotiques n'agissent pas de la même façon sur les cellules du cerveau. La belladone n'agit pas comme l'opium; le sulfate de quinine se comporte autrement que la caféine, etc. Or, cela provient évidemment de ce que les diverses cellules du cerveau ne sont pas réellement identiques entre elles et qu'elles présentent dans leur constitution, des variétés encore inconnues, variétés que trahit l'emploi des médicaments.

Naturellement ces actions électives des médicaments n'ont lieu qu'autant que ces derniers sont administrés à doses assez faibles. A fortes doses, les médicaments agissent sur tous les éléments histologiques à la fois, mais toujours d'une manière inégale et avec plus de force sur les cellules pour lesquelles ils ont le plus d'affinité.

Action intime des médicaments. — Telles sont les raisons qui font que les médicaments agissent d'une manière différente, et, si je vous faisais l'histoire de chaque médicament en particulier, vous verriez que ces raisons sont très-suffisantes et expliquent tous les phénomènes observés. Mais c'est là un sujet trop vaste, et que d'ailleurs je me propose de traiter avec détail dans un de mes prochains cours. Pour aujourd'hui, je me bornerai à vous dire quelle est l'action intime et essentielle des médicaments en général, sans faire l'histoire d'aucun d'eux en particulier.

Un premier point à établir, c'est qu'un médicament, pour agir, doit intéresser le solide vivant et modifier les éléments histologiques. En effet, ceux-ci seuls sont doués de vie, et toute lésion qui ne les atteint pas est comme non avenue. Ce n'est pas à dire que les liquides de l'organisme ne puissent être altérés par la présence des médicaments ; ces altérations sont au contraire très-fréquentes et elles sont de règle pour le sérum du sang. Mais je prétends que ces altérations du sang sont comme non avenues, et qu'elles n'ont aucun effet tant qu'elles n'ont pas retenti d'une manière ou d'une autre sur les éléments histologiques. Cela est prouvé surabondamment par l'analyse des symptômes attribués aux lésions du sang, tous ces symptômes, sans exception, étant localisés dans des éléments histologiques.

Le problème de l'action intime des médicaments se résout donc dans cette simple question : Quelle est l'action intime des médicaments sur les éléments histologiques? La réponse qui peut paraître difficile est au contraire des plus aisées, comme on va en juger.

Une substance quelconque ne peut agir sur un élément histologique quelconque que de deux manières différentes : ou bien elle favorise les fonctions de l'élément histologique, et sert à l'entretien de la vie; ou bien elle contrarie les fonctions de l'élément histologique, et nuit à l'entretien de la vie. Cette proposition est tellement simple qu'on ne saurait la contester.

Cela posé, tous les médicaments sans exception ont pour effet de nuire aux propriétés vitales des éléments histologiques. Tous, sans exception, diminuent la vitalité des cellules, tous suppriment ou ralentissent leurs fonctions, tous hâtent leur vieillesse et accélèrent leur destruction. L'action primitive d'un médicament, alors même qu'il est excitant, et qu'il semble favoriser les phénomènes vitaux, cette action est toujours une lésion, une destruction, une paralysie d'un élément histologique. Ainsi, si les sinapismes et les vésicatoires sont excitants et produisent des actions réflexes qui modifient le système nerveux, ce n'est nullement parce que les cantharides et l'essence de moutarde accroissent la vitalité des nerfs sensitifs de la peau et leur font produire des impressions sensitives plus intenses, mais c'est parce qu'elles paralysent les vaisseaux et amènent une congestion du derme. C'est cette congestion, ou, pour mieux dire, c'est l'excès de sang appelé dans les vaisseaux paralysés qui excite, ce n'est pas le médicament. De même pour les purgatifs, s'ils exagèrent les sécrétions du tube digestif, ce n'est pas qu'ils accroissent la vitalité des cellules de sécrétion et les fassent se produire en plus grande abondance; mais c'est parce qu'ils paralysent les vaisseaux de la muqueuse intestinale, et y déterminent ainsi une inflammation qui attire le sang. C'est ce sang qui excite les glandules de l'intestin, et fournit de la sérosité en plus grande abondance : ce n'est pas le purgatif. Et de même pour les médicaments absorbés; si par exemple les diurétiques excitent la sécrétion urinaire, ce n'est nullement parce qu'ils favorisent le développement et les phénomènes d'assimilation des cellules de l'urine; mais c'est parce qu'ils paralysent les vaisseaux des reins et y produisent une congestion. C'est cet afflux du sang qui active la nutrition des cellules de l'urine, et non le diurétique. En résumé, l'action directe et immédiate des médicaments sur les éléments histologiques est toujours une diminution ou une suppression de fonctions, une *paralysie*, en prenant ce mot dans un sens très-général. Cette lésion, une fois produite, peut donner naissance à son tour à des phénomènes d'excitation; mais ces phénomènes ont toujours une origine physiologique et sont produits par l'afflux du sang et non par le médicament.

Mais, dira-t-on, comment se fait-il que, dans le grand nombre des médicaments, il n'y en ait pas un seul qui agisse d'une manière différente et qui favorise les fonctions des éléments histologiques, au lieu de les contrarier? En supposant qu'aucun des médicaments actuels ne remplisse cette condition, est-il donc impossible de découvrir de nouveaux remèdes dont l'action soit plus favorable? Parmi les milliers de substances qui existent déjà, ou que la chimie doit créer, n'y en a-t-il pas quelques-unes dont l'absorption soit utile aux propriétés vitales des éléments histologiques?

Si, Messieurs; ces substances favorables aux fonctions des cellules existent, elles sont même très-abondantes dans la nature, et tous les jours on en découvre de nouvelles. Seulement, ce ne sont pas des *médicaments*, ce sont des *aliments*. Or, il est impossible de confondre l'aliment avec le médicament. L'essayeriez-vous, le bon sens public serait là pour vous condamner sans appel. L'aliment est une substance qui entretient ou développe les propriétés vitales des tissus; il est utile à la vie et il peut être pris indéfiniment sans nuire à la santé. Le médicament, lui, nuit aux propriétés vitales des éléments histologiques; son usage trouble les fonctions, altère la santé, et si on le continue indéfiniment, il finit par rendre malade.

Mais comment distinguer l'aliment du médicament? Par l'expérience seule. Veut-on savoir par exemple si l'huile de foie de morue est un médicament ou un aliment, il faut la faire entrer dans l'alimentation ordinaire. Si elle ne produit aucun effet visible, et si on s'en trouve aussi bien que de l'huile d'olive, c'est un aliment. Si, au contraire, elle rend malade, cause de l'anorexie, des pesanteurs d'estomac, des purgations, si, en un mot elle trouble la santé, c'est un médicament. Il est même certaines substances qu'on a considérées longtemps comme médicamenteuses, et qui cependant étaient alimentaires. Tel est par exemple le sucre de canne, regardé autrefois comme un remède, et entré aujourd'hui sur une si large échelle dans l'alimentation publique.

Mais, pour décider si une substance est alimentaire ou médicamenteuse, il ne faut pas la considérer d'une manière abstraite, mais tenir grand compte de la dose à laquelle on l'administre. Ainsi le chlorure de sodium, à la dose de quelques centigrammes, est un aliment indispensable à la vie; à la dose de 100 grammes, c'est un purgatif violent: c'est un médicament. Il en est de même pour les autres principes entrant dans la constitution du corps, pour les sels alcalins, les sels de fer, et pour l'oxygène lui-même, ce fluide essentiellement vital.

A faible dose, ces substances entretiennent la vie; elles sont des aliments; à dose plus forte, elles nuisent à la vie et sont des médicaments.

En résumé, quand une substance, prise *à une dose déterminée*, peut être continuée *indéfiniment*, sans nuire à la santé, elle est alimentaire, ou du moins inerte à la dose que l'on considère. Si une substance, prise *à une dose déterminée*, ne peut être continuée *indéfiniment*, sans nuire à la santé, elle est médicament à la dose que l'on considère.

Il est certaines substances dont l'action sur la santé n'est pas encore bien connue; je veux parler des excitants tombés dans le domaine public, tels que les boissons spiritueuses, le thé, le café, le chocolat, le tabac. Les uns croient que leur usage, même modéré, finit à la longue par nuire à la santé, et partant en font, d'après notre définition, de véritables médicaments. Les autres prétendent que l'usage habituel de ces substances n'exerce aucune influence fâcheuse sur l'économie, et que, loin de nuire à la santé, il lui est favorable. C'est là une question de simple observation qui se borne à savoir si un individu prenant des liqueurs spiritueuses, du café et du tabac, vit plus longtemps et se porte mieux que s'il n'en prenait pas.

Mais, si le doute existe encore pour les substances que je viens de citer, il n'est plus permis pour les véritables médicaments formant le domaine propre de la thérapeutique; tous, sans exception, nuisent à la santé, et finiraient par rendre malade si l'on continuait indéfiniment leur usage aux doses où on les administre comme médicaments; tous exercent une action nuisible sur les éléments histologiques, et c'est précisément à cause de cette nocuité bien constatée qu'ils sont considérés par tous comme des médicaments. C'est ce qui paraîtra encore plus évident quand je vous aurai exposé rapidement l'action thérapeutique des principaux médicaments, ceux qu'on regarde comme les plus efficaces et qu'on a décorés du nom d'*héroïques*.

Commençons par le tartre stibié donné à dose rasorienne dans la pneumonie. Il produit assurément une certaine sédation de la fièvre et une amélioration des phénomènes locaux; mais comment obtient-il ce résultat? est-ce en guérissant la paralysie vasculaire du poumon et en rendant aux vaisseaux malades leur contractilité primitive? Évidemment non; mais c'est en paralysant le cœur, c'est en paralysant les muscles respiratoires, c'est en amenant un ralentissement de la circulation qui amende la pneumonie d'une manière toute palliative et par une véritable délitescence.

Comment agit le mercure dans la syphilis, dans les syphilides cutanées par exemple? Croyez-vous que le mercure aille dans les tissus malades, et que là il guérisse les vaisseaux paralysés et fasse disparaître leur inflammation? Évidemment non; le mercure agit d'abord d'une manière générale en produisant un commencement de cachexie, en affaiblissant le cœur et les muscles, en ralentissant la circulation et le mouvement nutritif, et il amène ainsi l'extinction des syphilides par une véritable délitescence. D'un autre côté, le mercure agit localement sur la peau enflammée en altérant les tissus malades, en accélérant leur destruction, et en favorisant la formation d'une cicatrice, c'est-à-dire d'une perte de substance.

Comment agit l'iodure de potassium dans la céphalée syphilitique? Croyez-vous que l'iodure aille trouver les vaisseaux du cerveau atteints de congestion, et qu'il restitue à ces vaisseaux leur contractilité primitive? Évidemment non; l'iodure de potassium produit des congestions et ne les guérit pas; bien loin de guérir la paralysie existante, il l'exagère, il détermine l'atrophie et la destruction des cellules cérébrales souffrantes, et amène ainsi la guérison par un procédé tout chirurgical en quelque sorte et pour ainsi dire par amputation.

Comment agit la digitale dans les affections du cœur? Croyez-vous que la digitaline guérisse les lésions organiques du cœur, cause des palpitations? Évidemment non; mais elle paralyse les fibres musculaires du cœur, et produit ainsi l'affaiblissement et le ralentissement des battements de cet organe.

Comment agit le fer dans la chlorose? Croyez-vous que ce médicament agisse sur les globules sanguins et leur fournisse les matériaux ferrugineux qui leur manquent? Évidemment non; car les chlorotiques ont dans leur sang autant de fer que les pléthoriques, et d'ailleurs ils trouvent dans les aliments tous les principes ferrugineux dont ils ont besoin; non, le fer agit en paralysant légèrement les vaisseaux de la muqueuse digestive, et en y produisant ainsi une excitation comparable à celle provoquée par les liqueurs spiritueuses et les condiments aromatiques.

Comment agit l'opium dans la bronchite aiguë? Guérit-il la paralysie vasculaire de la muqueuse bronchique et en fait-il disparaître la congestion? Évidemment non; mais il paralyse les nerfs qui transmettent les impressions sensitives parties des bronches, il s'oppose au passage de ces impressions, et amène ainsi la sédation de la toux, la disparition des douleurs et le sommeil.

Comment agit le sulfate de quinine dans la fièvre intermittente? Guérit-il l'engorgement de la rate? fait-il disparaître la paralysie de ses veinules? Évidemment non; mais il paralyse le système nerveux, diminue son excitabilité, et met l'organisme dans un état d'apyrexie semblable à celui qui sépare les accès de fièvre intermittente; seulement l'apyrexie produite par le sulfate de quinine est plus durable, parce que ce médicament débilite profondément le système nerveux et qu'il n'est pas facile de faire disparaître les effets de son absorption. La preuve que la quinine agit ainsi, c'est qu'on peut très-bien la remplacer par une substance dont personne ne contestera les propriétés délétères, par l'arsenic, qui lui aussi guérit très-bien les fièvres intermittentes.

Et de même pour tous les autres médicaments; tous attaquent et détruisent les propriétés vitales des éléments histologiques, et c'est ce qui vous explique pourquoi tous les médicaments énergiques sont des poisons qu'on ne saurait administrer à doses un peu plus fortes sans produire des accidents. Actuellement un traitement médicamenteux bien institué est toujours une intoxication trop légère pour empoisonner, mais assez énergique pour modifier l'organisme et le remettre en santé.

Nouvelle thérapeutique. — Il est certain que la thérapeutique, par les poisons à petites doses, réussit dans la pratique; moins que personne je ne puis le nier, puisque moi-même j'ai employé cette méthode, et cela avec succès. Mais est-ce là le dernier mot de la thérapeutique? Je ne le crois pas, et, s'il est vrai que l'on guérit les malades en leur donnant des poisons, il est certain aussi qu'on peut les guérir à l'aide d'une autre méthode entièrement opposée. Au lieu d'instituer des médications qui, d'une manière ou d'une autre, diminuent les propriétés vitales des éléments histologiques, on peut renverser, pour ainsi dire, le problème, et traiter les maladies en rendant aux éléments histologiques les propriétés vitales qu'ils ont perdues. Ainsi, dans l'inflammation, au lieu d'agir soit en enlevant du sang, soit en affaiblissant le cœur, soit en complétant les paralysies vasculaires, soit enfin en détruisant les tissus enflammés, on peut combattre l'inflammation dans sa cause première et dans son essence, et se borner simplement à guérir les vaisseaux paralysés en leur rendant la contractilité qu'ils ont perdue; en un mot, au lieu d'employer des agents qui détruisent ou affaiblissent les propriétés vitales des éléments histologiques, on peut recourir à des agents qui accroissent et entretiennent ces mêmes propriétés.

Mais, pour trouver ces agents, la première condition c'est de savoir en quoi consiste la vie des cellules. Pour qu'une cellule soit vivante et fonctionne bien, il faut d'abord qu'elle soit intacte matériellement et qu'elle renferme dans son intérieur des substances convenablement élaborées. Mais ce n'est pas tout, outre ces conditions matérielles, il faut que les cellules, pour vivre et fonctionner, soient le siége de courants électriques très-faibles qui circulent dans leur intérieur en leur donnant le mouvement et la vie. Sous ce rapport, nos éléments histologiques ressemblent aux appareils télégraphiques qui, pour fonctionner, ont besoin de deux choses : 1° l'intégrité matérielle de leurs organes; 2° les courants électriques qui les parcourent et mettent leurs organes en mouvement.

Cette nécessité de l'électricité pour entretenir les propriétés vitales des éléments histologiques n'est pas douteuse et a été prouvée par l'expérience directe. M. du Bois-Raymond a trouvé que les tissus vivants, les tubes nerveux, les cellules nerveuses, les fibres musculaires, les cellules des glandes, le tissu de la peau sont traversés par des courants électriques très-faibles, courants qui disparaissent aussitôt que la vie des cellules vient à s'éteindre. L'expérience est surtout facile pour les deux éléments histologiques les plus importants, les nerfs et les fibres musculaires. Tant que ces deux éléments conservent leur excitabilité et leur irritabilité, ils sont traversés par des courants électriques, courants électriques qui cessent aussitôt que ces deux propriétés vitales se sont éteintes et que la vie a disparu.

Sur le vivant, la diminution ou la suppression des courants électriques des cellules se rencontre très-fréquemment et est certainement la cause la plus commune des maladies. Tantôt les éléments histologiques ne dégagent pas d'électricité parce qu'ils se trouvent exposés à une température trop basse qui s'oppose aux combinaisons chimiques et ralentit la marche des courants. D'autres fois, c'est parce qu'ils ne contiennent pas, dans leur intérieur, des matériaux combustibles propres à produire de l'électricité. D'autres fois, c'est parce que le sérum ne leur offre pas en quantité suffisante les principes comburants, également indispensables à la production des courants électriques, etc. Ces lésions des cellules par défaut d'électricité sont, je le répète, de beaucoup les plus fréquentes ; de plus, elles sont assez facilement curables, et partant plus intéressantes à traiter.

Cela posé, quand des éléments histologiques sont

malades et cessent de remplir leurs fonctions, faute de dégager de l'électricité, que faut-il faire pour les guérir et rétablir la santé? La réponse est bien simple; il faut leur fournir d'une manière artificielle l'électricité qui leur manque, et les mettre ainsi en état de remplir leurs fonctions comme auparavant. Ce n'est là, en définitive, qu'une nouvelle conséquence du principe hippocratique qui domine la médecine et en constitue la grande loi thérapeutique. Ce principe, c'est qu'il faut retirer du corps ce qui lui nuit et lui donner ce qui lui manque. Ainsi, quand on souffre de la soif ou de la faim, on fait immédiatement disparaître ces souffrances en prenant les aliments et les boissons dont on a besoin. De même quand on souffre du froid et que l'économie ne produit pas du calorique en quantité suffisante pour entretenir sa température propre, on fait cesser cet état fâcheux en réchauffant le corps d'une manière artificielle et en remplaçant la chaleur naturelle absente par du calorique emprunté à l'extérieur. De même encore, quand on a trop chaud, et que la sueur et la perspiration pulmonaire ne refroidissent pas le corps suffisamment vite, on fait disparaître ce malaise en rafraîchissant le corps d'une manière artificielle à l'aide de boissons froides qu'on ingère. Ce qui est vrai pour les aliments, les boissons, le froid, le chaud, l'est aussi pour l'électricité. Celle-ci est un élément indispensable à la vie; et, quand elle manque, il en résulte des paralysies des éléments histologiques, cause d'indisposition ou de maladie.

Quand donc l'organisme souffre d'un manque d'électricité, on fera disparaître sa souffrance en lui laissant absorber de l'électricité artificielle empruntée à l'extérieur, électricité artificielle qui suppléera à l'électricité naturelle absente et en remplira toutes les fonctions.

Mais, pour être utile et pour remplir le rôle qu'on lui impose, il est absolument nécessaire que l'électricité artificielle dont on se sert satisfasse à certaines conditions. En premier lieu, il faut qu'elle soit, autant que possible, semblable à celle circulant normalement dans les éléments histologiques, afin de pouvoir la suppléer d'une manière parfaite et d'être apte à en remplir toutes les fonctions. Or l'électricité physiologique a pour caractère d'être excessivement faible. On ne peut constater son existence qu'à l'aide des galvanomètres les plus sensibles, et, en circulant dans nos tissus, elle ne donne lieu à aucune lésion, à aucune sensation douloureuse, à aucun trouble fonctionnel. Nous vivons sans avoir la conscience du mécanisme de notre vie, et si l'électricité anime nos cellules, c'est tout à fait à notre insu. Or les courants électriques employés actuellement dans la pratique médicale ne ressemblent nullement aux courants électriques physiologiques ; ils sont beaucoup plus intenses ; leur application cause des douleurs violentes, des convulsions; elle désorganise les tissus, laisse après elle une grande prostration ; enfin elle est si pénible et si violente qu'il est impossible d'en continuer l'usage au delà de quelques minutes. Les courants électriques actuellement employés sont donc de véritables médicaments, et leur manière d'agir ne diffère pas de celle des substances toxiques qui, elles aussi, ont pour caractère de ne pouvoir être administrées d'une manière indéfinie sans causer des accidents.

L'électricité réellement physiologique est toute autre; elle est assez faible pour ne produire aucun désordre sur son passage; sagement employée, elle peut être continuée indéfiniment sans amener aucun malaise, aucun trouble fonctionnel. C'est un véritable aliment, c'est-à-dire qu'elle entretient les propriétés vitales des éléments histologiques au lieu de les détruire, et que son emploi continuel et journalier ne peut qu'accroître la vitalité des cellules et favoriser l'accomplissement des phénomènes vitaux.

Autre point important. Les courants électriques ne doivent pas être employés au hasard, mais ils doivent être appliqués sur les points de la peau qui correspondent par action réflexe avec les organes malades. Le médecin étudiera ces relations des téguments avec les parties sous-jacentes, et grâce à cette connaissance il pourra localiser l'emploi de ses courants électriques et les diriger sur tous les organes.

En résumé, la nouvelle thérapeutique que je conseille repose sur les deux principes suivants :

1° *Employer des courants électriques extrêmement faibles, les plus faibles qu'on puisse trouver.* Il faut que ces courants ressemblent exactement à ceux qui circulent dans nos tissus, et qu'on puisse en continuer l'usage sans interruption, jusqu'à parfaite guérison du mal, et sans qu'on ait jamais à craindre de provoquer aucun accident.

2° *Localiser l'action des courants électriques.* Pour cela on les appliquera sur les points de la peau qui correspondent aux organes malades, de sorte que l'électricité artificielle qu'on ajoute au corps pénètre précisément dans ces organes où sa présence est nécessaire, et n'aille pas ailleurs.

Si maintenant nous comparons la nouvelle thérapeutique à l'ancienne, si nous recherchons les caractères distinctifs qui les séparent l'une de l'autre, nous trouvons entre elles la différence suivante :

La thérapeutique ancienne, malgré la multiplicité apparente de ses moyens, se borne toujours à produire un seul et même effet : paralyser, affaiblir ou détruire la vitalité des éléments histologiques.

La nouvelle thérapeutique produit aussi un effet unique, mais absolument contraire. Elle favorise, elle accroît, elle rend plus durables les propriétés vitales des éléments histologiques.

La différence de ces deux méthodes thérapeutiques se comprend aisément en théorie ; mais c'est surtout dans la pratique qu'elle devient saisissante, grâce aux résultats différents qu'elles donnent lorsqu'on les applique au traitement des maladies.

Ma pratique, à cet égard, ne me laisse aucun doute. Jamais, je puis le dire avec orgueil, je n'ai guéri autant de malades atteints d'affections plus rebelles et plus incurables que depuis le moment où j'ai renoncé de la manière la plus absolue à l'usage de tous les médicaments, pour employer exclusivement, et dans tous les cas sans exception, les courants électriques très-faibles appliqués sur la peau d'une manière méthodique.

TABLE DES MATIÈRES

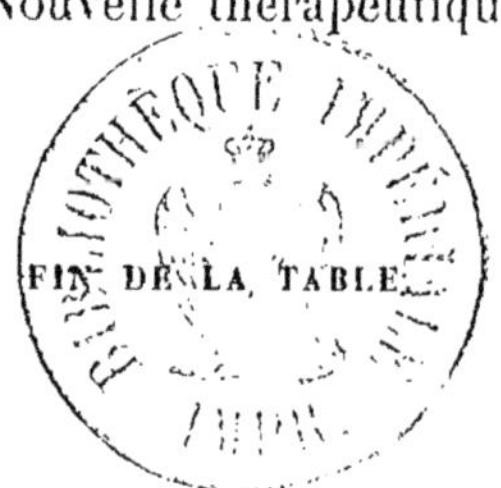

FIN DE LA TABLE.

PARIS.—A. PARENT, Imprimeur de la Faculté de Médecine, r. Monsieur-le-Prince, 31.

CHEZ LE MÊME ÉDITEUR.

CHEVALIER, **l'étudiant micrographe**. Traité théorique et pratique du microscope et des préparations. Ouvrage orné de planches représentant 300 infusoires et de 200 figures dans le texte, 2e édition, augmentée des applications à l'étude de l'anatomie, de la botanique et de l'histologie, par MM. Alph. DE BRÉBISSON, Henri van HEURCK, G. POUCHET. 1 vol. in-8° de 563 pages. Paris. 1865. 7 fr. 50

DOLBEAU, professeur agrégé à la Faculté de médecine de Paris, chirurgien des hôpitaux, etc. **Traité pratique de la pierre dans la vessie**, 1 vol. in-8 de 424 pages, avec 14 figures dans le texte. Paris, 1864. 7 fr.

FANO, professeur agrégé à la Faculté de Médecine de Paris. **Traité pratique des maladies des yeux**, contenant des résumés d'anatomie des divers organes de l'appareil de la vision Tome 1er. Ophthalmoscopie, — maladies de l'orbite, des voies lacrymales et de la conjonctive. Illustré de 70 figures dans le texte et de 20 dessins en chromo-lithographie. Paris, 1866. 9 fr.

FORT, professeur particulier d'anatomie, etc. **Anatomie descriptive et dissection**. 1 fort vol. in-12, accomp. de fig. dans le texte. Paris, 1866. 11 fr. 50

FOURNIÉ. **Physiologie de la voix et de la parole**. 1 vol. in-8 de 820 pag et figures dans le texte. Paris, 1866. 10 fr.

GOSSELIN, professeur de pathologie chirurgicale à la Faculté de Médecine de Paris, chirurgien de l'hôpital de la Pitié, etc. **Leçons sur les hernies**, professées à la Faculté de Médecine de Paris, recueillies et publiées par le docteur L. LABBÉ, professeur agrégé, chirurgien du bureau central, revues par le professeur. 1 vol. in-8 de 500 pages avec figures intercalées dans le texte. Paris. 1864. 7 fr.

GRIESINGER, professeur de clinique médicale et de pathologie mentale à l'Université de Zurich. **Traité des maladies mentales, pathologie et thérapeutique**. Ouvrage traduit par le docteur DOUMIC, médecin de la maison centrale de Poissy, etc., et accompagné de notes intercurrentes, par M. le docteur BAILLARGER, médecin de la Salpêtrière, membre de l'Académie de Médecine. 1 fort vol. in-8. Paris, 1865. 9 fr.

GUÉRIN (Alphonse), chirurgien de l'hôpital Saint Louis, etc. **Leçons cliniques sur les Maladies des organes génitaux externes de la femme**, leçons professées à l'hôpital de Lourcine, 1 vol. in-8 de 520 pages. Paris, 1864. 7 fr.

JACCOUD, professeur agrégé à la Faculté de Médecine de Paris, médecin du bureau central, etc. **Études de pathogénie et de séméiotique, les paraplégies et l'ataxie du mouvement**, etc. 1 fort vol. in-8. Paris, 1864. 9 fr.

LABORDE, ancien interne lauréat des hôpitaux de Paris, **De la paralysie (dite essentielle) de l'enfance, des déformations qui en sont la suite et des moyens d'y remédier**. 1 vol. in-8 de 276 pages, accompagné de 2 planches dont une coloriée. Paris, 1864. 5 fr.

LABORDE. **Le ramollissement et la congestion du cerveau principalement considérés chez le vieillard**. Étude clinique et pathogénique. 1 vol. in-8 de 440 pages, avec planche coloriée contenant 6 figures. Paris, 1866. 6 fr.

SAPPEY, professeur agrégé à la Faculté de Médecine, etc. **Traité d'anatomie descriptive**, avec figures intercalées dans le texte, 2e édition entièrement refondue, tome 1er, 1re partie, *Ostéologie*. 1 vol. in-8 avec 171 figures. Paris. 1866. Prix du tome 1er complet. 12 fr.
La 2e partie paraîtra prochainement et sera donnée gratis.

TRIQUET, médecin et chirurgien du dispensaire pour les maladies de l'oreille. **Leçons cliniques sur les maladies de l'oreille**, ou Thérapeutique des maladies aiguës et chroniques de l'appareil auditif. 1 vol. in-8 avec figures dans le texte. Paris, 1865. 6 fr.

WECKER, professeur de clinique ophthalmologique, **Traité théorique et pratique des maladies des yeux**, tome 1e. Paris, 1864. 1 fort volume in-8 orné de 6 planches et 61 figures intercalées dans le texte. 12 fr.
Tome II, 1re partie, 1 vol. in-8 orné de 3 planches et de 35 figures dans le texte. 1866. 6 fr.

PARIS. — A. PARENT, imprimeur de la Faculté de Médecine, rue M.-le-Prince, 31

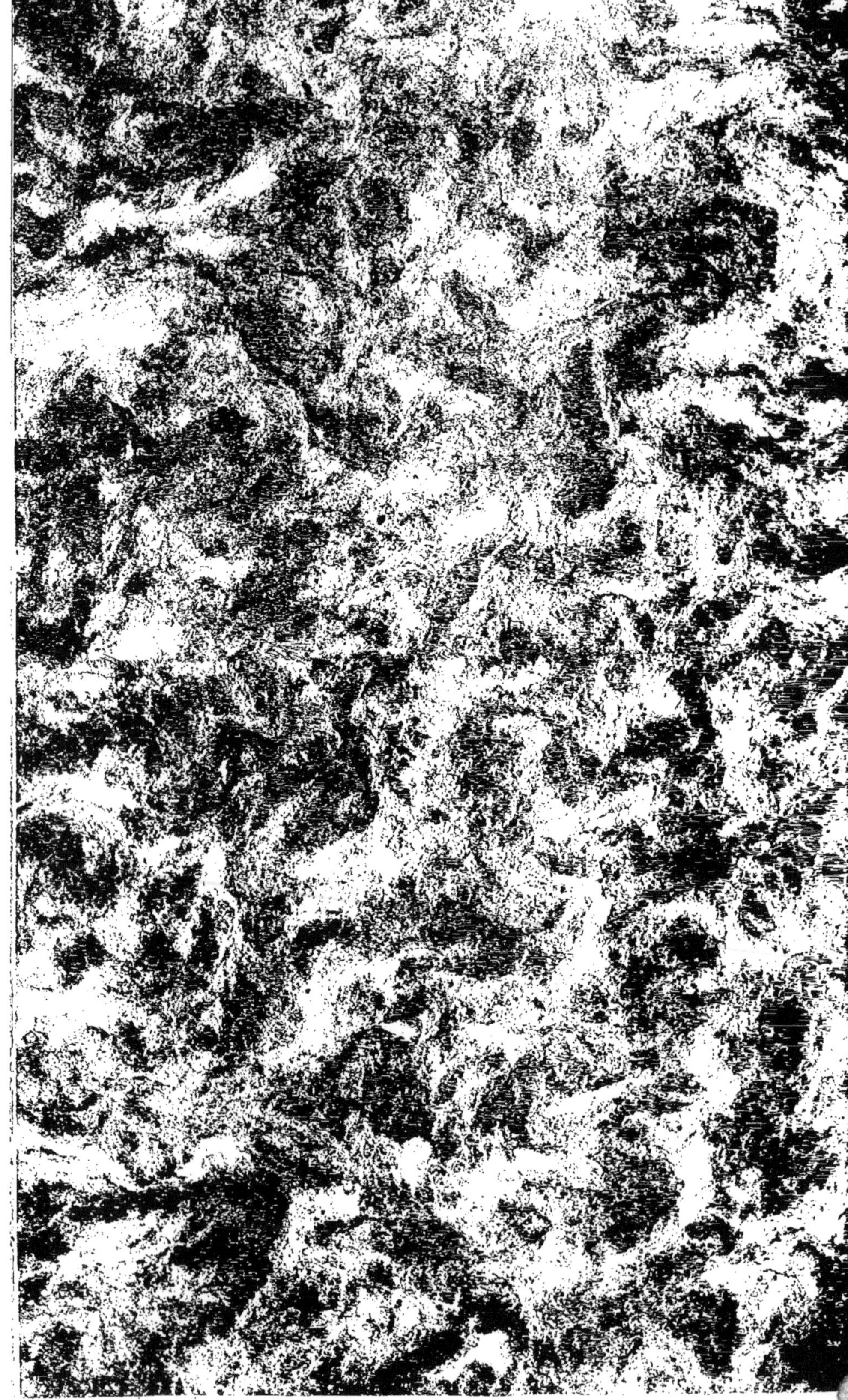

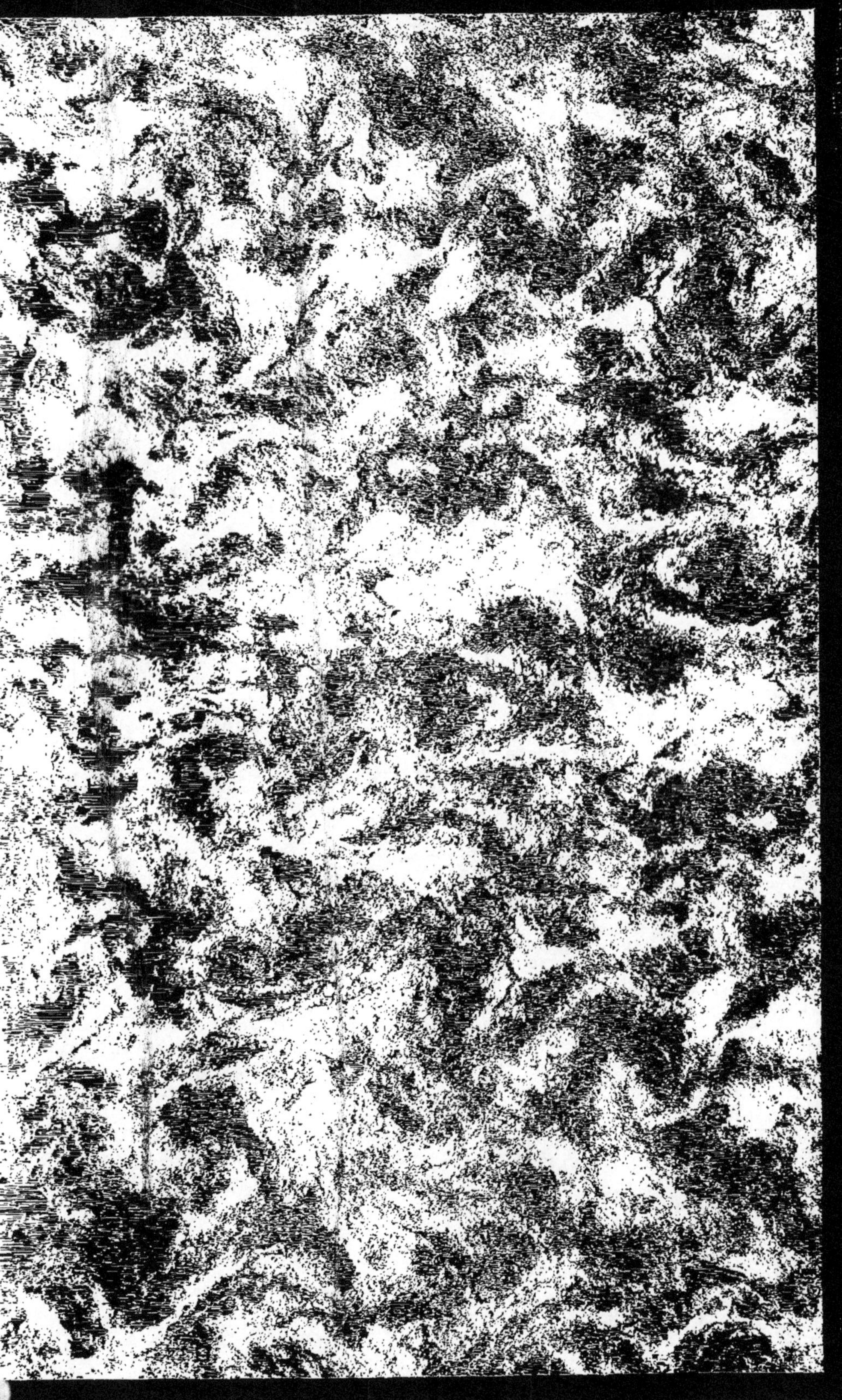

www.ingramcontent.com/pod-product-compliance
Ingram Content Group UK Ltd.
Pitfield, Milton Keynes, MK11 3LW, UK
UKHW020103200726
13856UKWH00002B/360

9 782011 933669